Tchin Tchin, À Votre Santé !

Malade et Fatigué, des kilos en trop ?

Aman KABIR

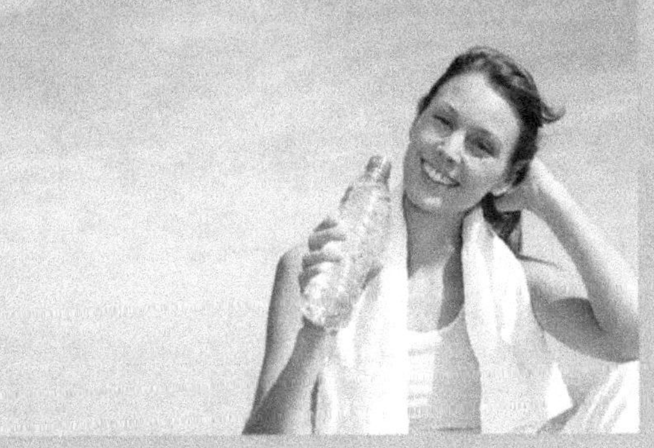

Tchin-Tchin, À Votre Santé !

Aman Kabir

CONTENTS

Dédicace

À ceux qui décident maintenant d'améliorer la qualité de leur santé physique et mentale !

Et

À ma famille, mes proches et amis, et à ceux qui me connaissent… Aimez-vous vous-même et sachez bien que vous êtes aimés !

Épigraphe

Ne fais pas à toi-même ce que tu ne permettrais pas aux autres qu'on te le fasse !

Et

Ne fais pas aux autres ce que tu ne voudrais pas qu'on te le fasse !

****

Dans la vie, une chose est sûre à cent pour cent. Nous décèderons tous un jour. Certaines questions de valeur à poser maintenant pourraient être :

Vivez-vous la vie de vos rêves ?

Avez-vous grandi au maximum de votre potentiel ?

Avez-vous accompli au maximum de votre capacité ?

Avez-vous toujours contribué aux autres avec générosité et amour ?

Avez-vous vécu avec courage et intégrité ?

Avez-vous fait une différence dans votre vie ?

Est-ce que la terre est un meilleur endroit grâce à vous ?

Apprenez-vous quelque chose de nouveau chaque jour pour grandir et contribuez-vous toujours davantage au bien-être de votre entourage ?

Améliorez-vous sans cesse votre niveau d'amour, d'estime et de respect de vous-même ?

Et enfin, améliorez-vous chaque jour la qualité de votre santé physique et mentale ?

Maintenant, il est temps d'agir. Demain pourrait être trop tard !

Pour moi, ce livre est une deuxième réponse. La première était le livre « *Expert Trading Secrets* ».

Mission de vie d'Aman

Entre autres, la mission de vie d'Aman est d'apprendre et de grandir constamment chaque jour et de contribuer au bien-être de son entourage de telle sorte que la terre devienne un meilleur endroit grâce à son passage.

Aman aime les gens et la vie. L'une des missions de sa vie est de rendre accessibles aux citoyens du monde, les sciences qu'il appelle « Les Profondes Connaissances et Sagesses » à un prix abordable. Le livre « *Expert Trading Secrets* » est sa première contribution dans ce domaine et « *Tchin-Tchin - À Votre Santé !*» la deuxième. D'autres suivront…

Pour vivre une vie spirituellement heureuse, nous devons tous grandir et contribuer chaque jour.

Grandir pourrait signifier apprendre de nouvelles compétences, remplacer un mauvais comportement par un meilleur, améliorer notre amour et notre estime de nous-mêmes, ou découvrir au fond de nous-mêmes, le véritable être humain que nous sommes.

L'apprentissage crée des opportunités de vivre des moments nobles de surprise, d'aventure, de spontanéité, de curiosité, d'inspiration et de passion. Et en plus, il chasse les sentiments d'ennui et de monotonie. Ainsi, il nous permet de grandir et d'élargir notre zone de confort.

L'acte de contribution nous donne l'opportunité de partager les moments magiques de notre vie avec amour et générosité.

Un beau sourire à un étranger, une assistance anonyme à une personne dans le besoin, mais aussi à travers des innovations technologiques qui rendraient la vie des gens plus facile et agréable, sont quelques exemples de contribution.

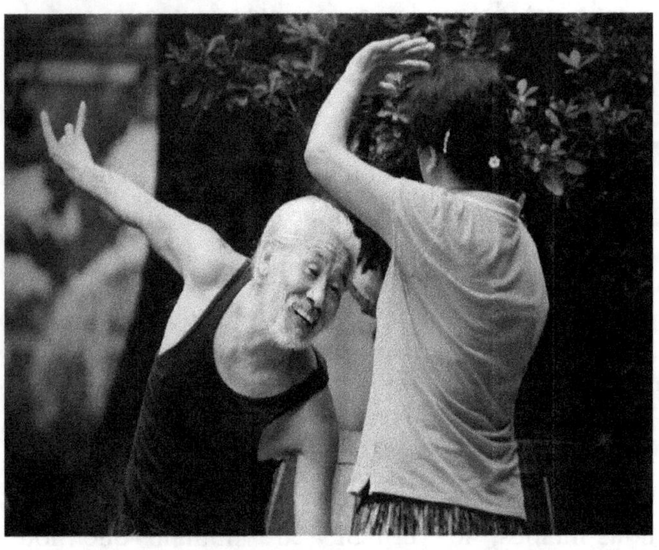

Les moments les plus mémorables de notre vie sont ceux de partage. Vous pouvez alors réaliser que le plaisir de donner et de partager avec amour et générosité est bien plus intense que celui de prendre et de garder pour soi.

Nous sommes tous sur terre pour vivre les émotions les plus profondes de l'amour et du bonheur. Ce sont nos vrais besoins et désirs. Alors, pourquoi perdre du temps et se contenter d'une vie médiocre quand une grande vie de bonheur est à portée de main ?

Nous pouvons tous changer nos vies pour le mieux en prenant une vraie décision. Est-ce qu'aujourd'hui sera le début d'une vie plus heureuse pour vous ?

C'est à vous d'en décider, maintenant…

Remerciements

Ce livre est le fruit du travail personnel de l'auteur. Il a lu de nombreux ouvrages et a participé à de nombreux séminaires de pointe en coaching dans les domaines de la santé physique et mentale.

Ici, l'auteur souhaite exprimer ses profondes reconnaissances et gratitudes à **Anthony Robbins.**

Anthony Robbins est l'un des meilleurs coachs et mentors dans le domaine du développement personnel aussi bien pour la santé physique que mentale.

Il est l'auteur des bestsellers « livre : Unlimited Power - Énergie illimitée » « livre : Awaken the Giant Within - Réveiller le Géant Intérieur » et bien d'autres. Ses séminaires « Unleash the Power Within - UPW » ont simplement changé bien des vies et des destins. Merci Tony !

Le Docteur John Gray est l'un des meilleurs coachs dans le domaine des relations et thérapies de couple. Il est l'auteur de nombreux bestsellers, entre autres « Les Hommes viennent de Mars et les Femmes, de Vénus ».

Le Docteur Deepak Chopra, auteur de plusieurs livres, est l'un des meilleurs coachs dans les domaines de la relation esprit-corps et de la spiritualité. Il est l'auteur de plusieurs ouvrages.

Préface

Félicitations pour l'achat de ce livre et merci de votre confiance.

Imaginez un poisson dans un aquarium. Il est malade parce que l'eau de l'aquarium est devenue toxique. Maintenant, vous allez voir un médecin, qui dirait : « pas de problème, donnez-lui ces médicaments et il devrait aller mieux ».

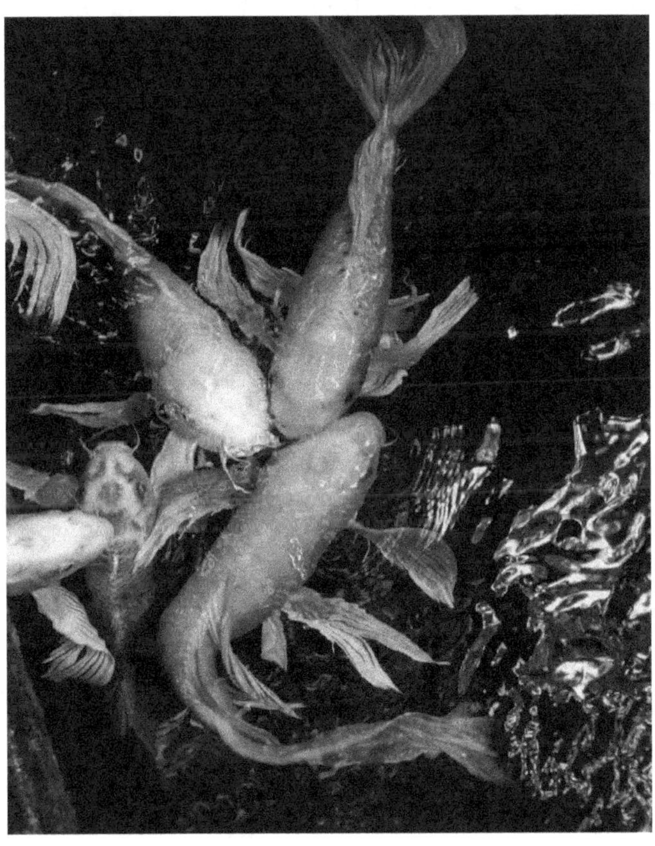

À votre avis, est-ce que cette approche traite la *cause* de la maladie ou son *symptôme* ?

Bien entendu, l'approche consistant à traiter le poisson par des médicaments se focalise sur le *symptôme*, la *conséquence*, et l'*effet* de la maladie, et non pas, sur sa *cause*.

Le traitement des *symptômes* fait du poisson un client juteux à vie pour le médecin, car il nécessiterait un traitement régulier jusqu'à sa mort.

Un traitement de la *cause* consisterait d'abord à remplacer l'eau toxique de l'aquarium, puis donner potentiellement au poisson des médicaments sur une courte durée afin d'en accélérer le rétablissement, mais surtout pas pour toute sa vie.

****

Notre santé est le bien le plus précieux que nous ayons dans notre vie. Il est donc essentiel d'en prendre le plus grand soin.

Le corps médical traite les *maladies*, mais semble parfois ignorer la santé dans le sens *Energie* et *Vitalité*.

Entretemps, la médecine a fait des progrès gigantesques dans le traitement des maladies. Les moyens de diagnostic sont incroyablement puissants et la chirurgie, peut faire des miracles.

Cependant, l'industrie pharmaceutique semble parfois à la traine, mais aussi la formation des futurs médecins dans les écoles de médecine…

Même si le corps médical fait preuve de conscience, le **système global** de traitement des maladies semble se concentrer de plus en plus sur le traitement des symptômes, plutôt que de ses causes.

Pourquoi ? Tout simplement parce que le traitement des symptômes crée des patients (ou plutôt des clients) à vie, alors que le traitement de la cause, les guérirait rapidement.

Et voilà, nous y sommes. Avec le temps, il semble que l'argent et le profit prennent de plus en plus le dessus.

Imaginez le Président Directeur Général d'une grande entreprise pharmaceutique. Sa motivation serait avant tout financière, produire un bon retour sur investissement à long terme, aussi bien pour les membres du conseil de direction que pour ses actionnaires. L'aspect purement médical et moral du traitement des maladies pour lui deviendrait probablement une priorité secondaire.

C'est précisément cette force motrice qui pousse de plus en plus l'industrie pharmaceutique à innover de nouveaux produits pour le traitement des symptômes.

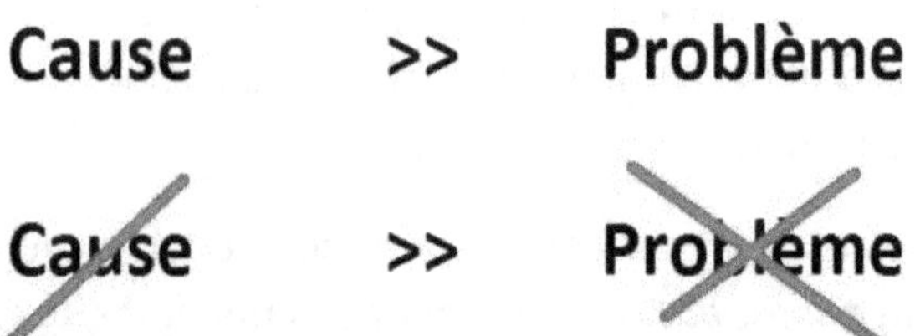

Si on supprime la cause, on élimine l'effet

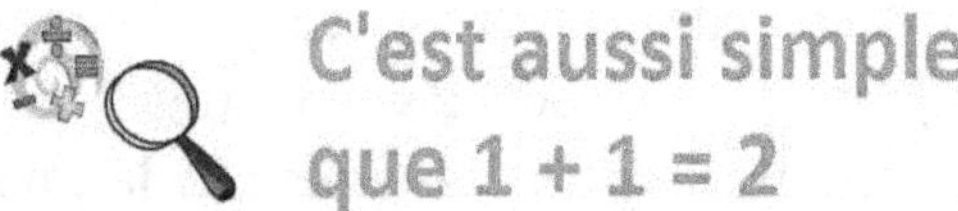

En conséquence, beaucoup de médicaments qui traiteraient la cause des maladies ne voient hélas pas la lumière du jour, parce que financièrement, peu ou pas rentables.

La terre est composée d'environ 65 % d'eau, et notre corps en contient environ la même proportion.

En supposant par exemple que vous avez des maux de tête insupportables, parce que l'eau de votre corps est devenue toxique, pensez-vous que la prise régulière d'Aspirine ou de Paracétamol traiterait le symptôme ou la cause ?

L'auteur avait été longtemps confronté à une migraine insupportable. Finalement c'est suite à un séminaire de santé concernant l'équilibre acidobasique de notre corps que la maladie a été définitivement traitée, mais pas par son médecin généraliste en Allemagne, après dix-sept ans de traitement…

Lors de votre prochain rendez-vous, n'hésitez pas à demander à votre médecin si les médicaments prescrits traitent la cause ou le symptôme de votre maladie, et laissez-vous surprendre…

Pour humour, on enseigne parfois le premier jour à l'école de médecine « qu'un patient guéri est un client perdu ».

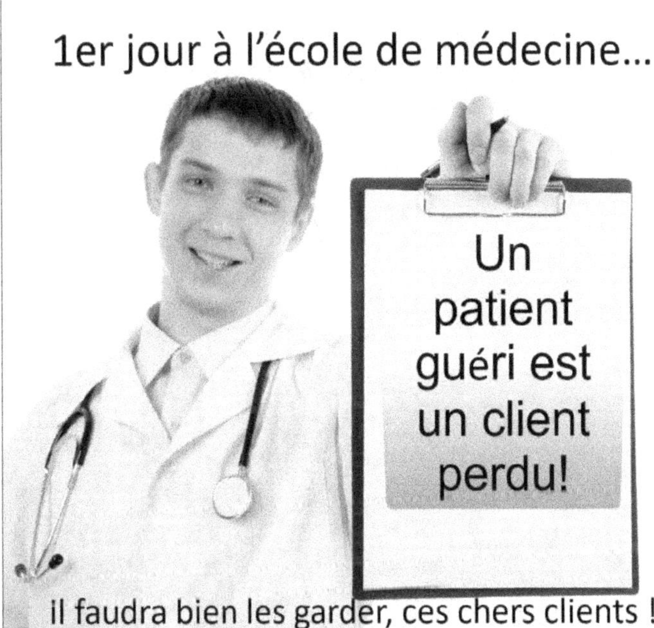

Sur une échelle de zéro à cent, où zéro représenterait la mort et cent le niveau maximum d'énergie et de vitalité, les personnes en dessous de cinquante seraient considérées comme malades, tandis que ceux au-dessus, bien portantes. Sur cette échelle, la grande majorité des gens semblerait se trouver entre quarante et soixante.

Ici, l'un des objectifs de l'auteur est de vous permettre d'améliorer la qualité de votre santé vers un niveau d'au moins quatre-vingts de telle sorte que même après quelques jours d'abus et de fête, vous ne tombez pas en dessous de 50.

Ce livre est surtout consacré au **bien-être**, aussi bien *physique* que *mental*. Ici, l'objet principal restera donc la *santé*, ou plutôt le *bien-être* physique, dans le sens de l'*énergie* et de la *vitalité*. En conséquence, il évoquera peu les *maladies*, qui resteront dans le domaine réservé du système médical et des médecins.

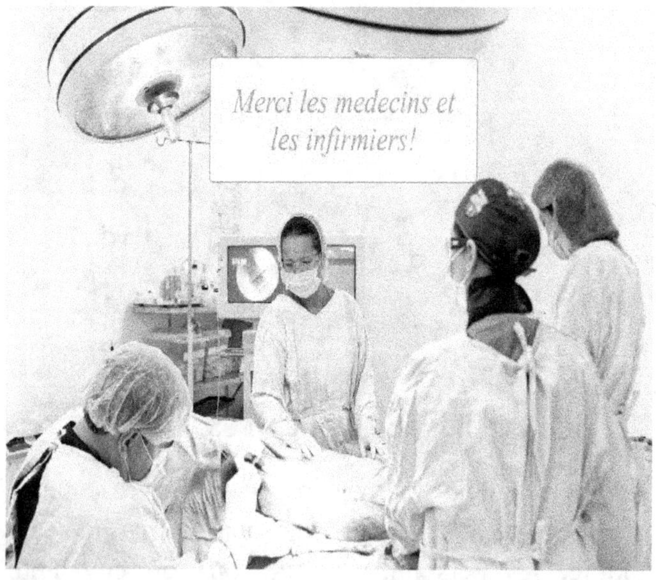

Ce livre se veut aussi pratique. L'objectif est d'améliorer la qualité de votre santé par des mesures concrètes, dans le but de produire immédiatement des résultats mesurables.

L'auteur est persuadé qu'en appliquant les conseils de ce livre, vous pouvez non seulement guérir certains de vos maladies, mais aussi éliminer l'utilisation des médicaments superflus, censés traiter le symptôme, et non pas la cause de vos maladies.

D'après les statistiques, moins de dix pour cent des lecteurs lisent un livre jusqu'à la fin. Ainsi et par conception, ce livre sera aussi petit que possible pour que chacun puisse le lire jusqu'à la fin et en peu de temps. En même temps, les images d'humour devraient faire passer la pilule plus en douceur.

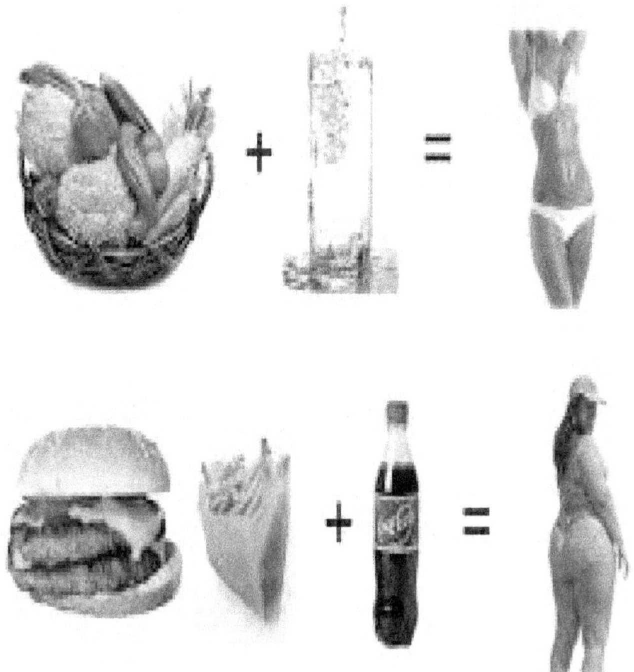

Concernant les théories et l'aspect académique du sujet, vous pouvez vous référer à des livres spécialisés.

Votre santé étant votre bien le plus précieux, prenez-en le plus grand soin.

Voudriez-vous confier votre patrimoine et votre argent à n'importe quel conseiller financier ? Eh bien, prenez soin de votre santé au moins avec la même rigueur.

Beaucoup de recettes (stratégies) de ce livre ont déjà été pratiquées par l'auteur et ainsi vous lirez certaines de ses expériences personnelles plutôt que des théories académiques.

Pour information, l'auteur a suivi des formations de coaching aussi bien dans le domaine de la santé physique que mentale. Il a le projet d'organiser des séminaires et webinaires de coaching en groupe ou en individuel dans le futur.

Il serait utile de rappeler que les stratégies et conseils de ce livre ne sont pas les seuls moyens pour améliorer la qualité de votre santé. Bien entendu, vous avez le libre choix d'appliquer votre propre méthode si elle vous semble plus appropriée et produit le résultat que vous souhaitez.

Et enfin, il est essentiel de comprendre et d'accepter que c'est bien vous-même le responsable de votre état de santé aujourd'hui, et que c'est bien vous-même qui l'avez créé et produit jusqu'à ce jour. Cela n'est pas la faute des autres, et vous n'en êtes surtout pas une victime.

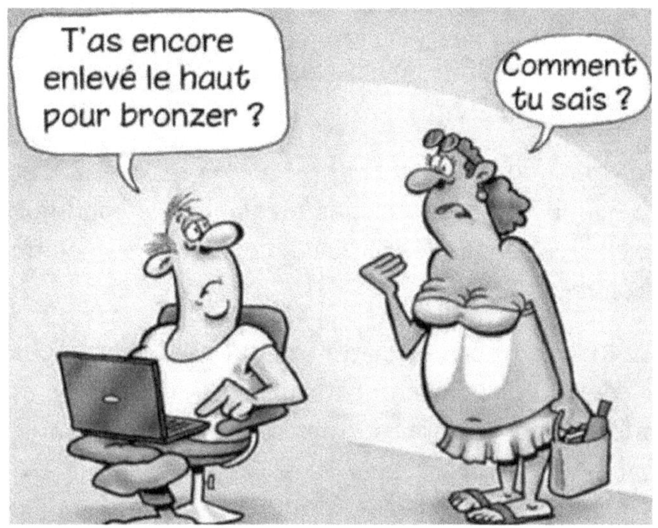

Si vous n'êtes pas satisfait de cet état aujourd'hui, il ne deviendra pas meilleur si vous continuez d'appliquer vos recettes du passé.

Afin d'améliorer votre état de santé, il est donc essentiel de comprendre (1) que c'est bien vous-même qui en êtes le responsable et (2) que c'est bien vous-même qui devez changer et changer de méthode…

Merci,

Aman Kabir

Droits d'auteur, Mentions légales, Confidentialité et Divulgation

ces informations n'ont pas pour objectif une quelconque recommandation, promotion, ou un achat de ces biens et de ces services.

Introduction

Notre corps est le temple de notre esprit !

Prenons-en soin de telle sorte qu'un jour la divine présence y vienne résider !

****

Avez-vous une voiture à essence ? Est-ce qu'il vous est arrivé par hasard d'y mettre du gasoil (diesel) ? Espérons que non…

Eh bien, nous faisons souvent le plein de produits, difficilement digestibles ou inappropriés pour notre corps, et ensuite nous nous demandons pourquoi nous nous sentons fatigués ou malades.

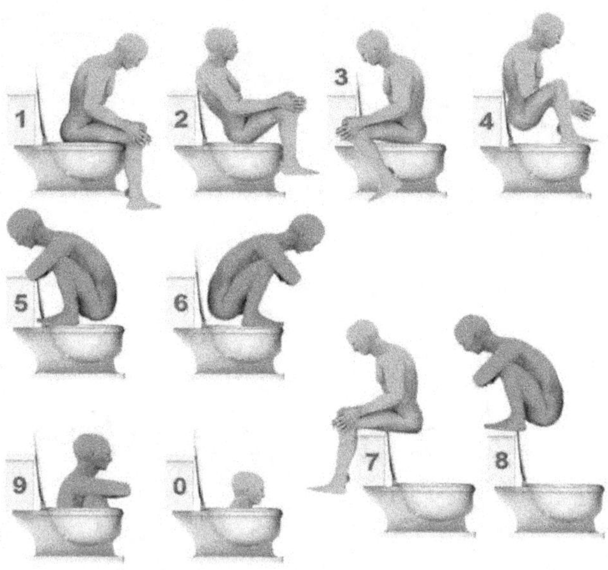

Tout ce qui entre dans notre corps doit être assimilé ou éliminé naturellement. Sinon, nous nous sentons malades et nous sommes obligés de faire appel à des produits extérieurs qu'on appelle des médicaments, pour régler le problème.

Notre santé et bien-être sont basés sur deux composants essentiels, notre santé physique et notre santé mentale.

Nous nous sentons énergiques et pleins de vitalité seulement si nous nous sentons bien dans les deux domaines. Si la santé physique est souffrante, mais pas la santé mentale, ou l'inverse, nous nous sentirons au moins faibles, voire malades.

Parmi ces deux composants, c'est bien la santé mentale qui est assise au volant de notre santé physique. C'est elle qui nous motive à faire certaines choses comme, par exemple, la malbouffe ou les addictions. Mais hélas, les conséquences affecteront notre santé physique.

Les conseils de ce livre vous paraitront souvent simples et naturels, mais hélas beaucoup de gens les ont oubliés ou perdus de vue, à cause du harcèlement et bombardement répétitifs des publicités en tout genre, vantant des produits de consommation, parfois bons, mais souvent néfastes pour notre santé.

En utilisant la radio et la télévision, les agences de marketing font tout pour nous endoctriner afin qu'on achète et consomme leurs produits.

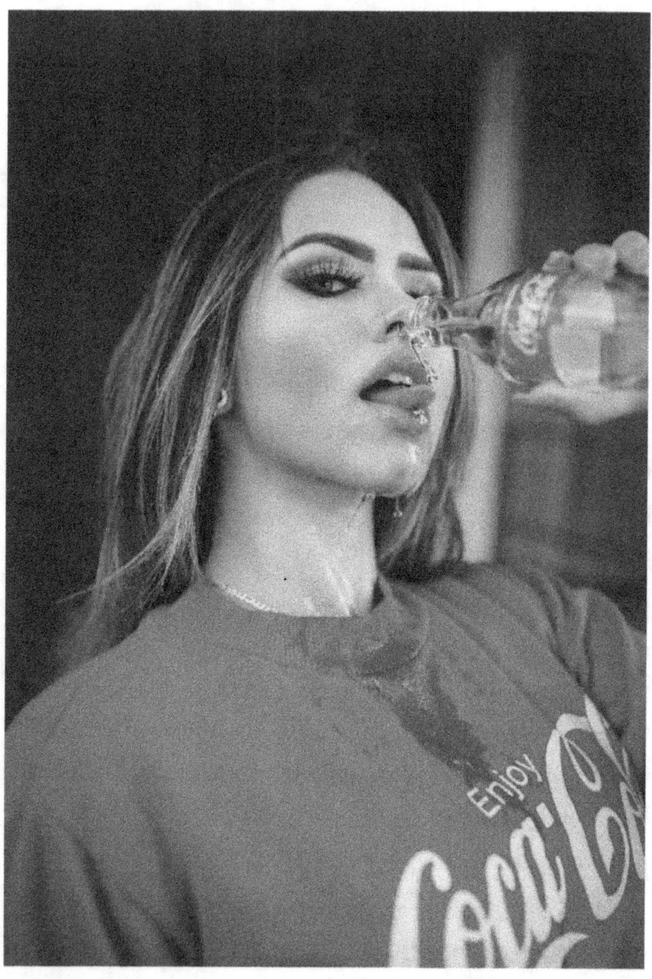

Avez-vous en tête les images publicitaires des boissons alcoolisées ou sucrées, des cigarettes ou des restaurants de malbouffe avec de jeunes gens sexy en maillot de bain, en train de s'amuser et de faire la fête ? Elles sont toutes préparées dans l'intention de vous faire associer cette joie à leur produit.

Le message subliminal consiste à vous faire croire que, vous aussi, vous vous sentiriez heureux comme ces jeunes en consommant leurs produits. Si vous êtes victimes de l'une de ces addictions, des traces et des séquelles sont certainement visibles sur votre corps.

Dans une publicité, Ronald Reagan est en train de préparer des cartouches de cigarettes comme cadeau de Noël pour ses proches et ses amis.

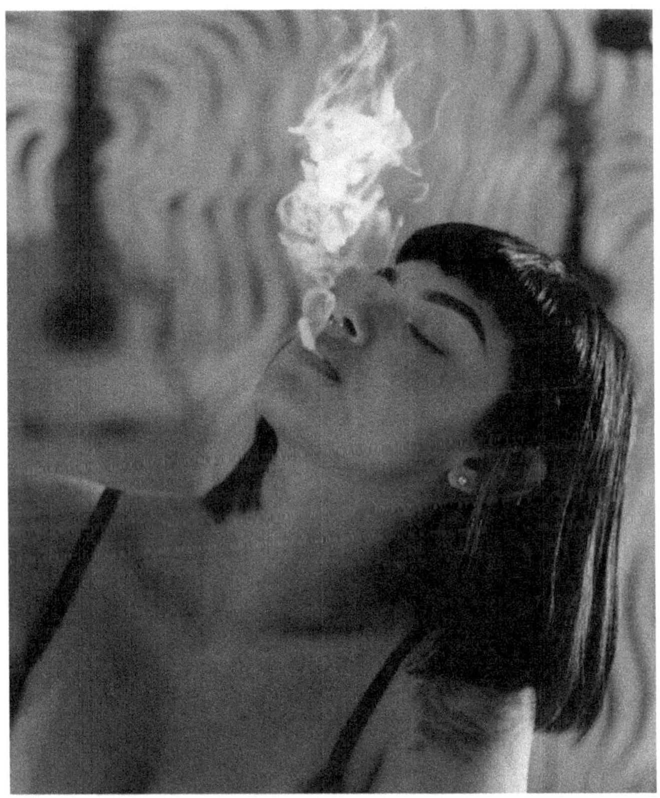

Avant la Deuxième Guerre mondiale, nombreux étaient ceux qui souffraient de l'austérité et ne pouvaient donc consommer leurs produits favoris à volonté. Ce fait les forçait systématiquement à la modération. De plus, leur activité professionnelle, qui était aussi leur gagne-pain, nécessitait des mouvements physiques. Pour cette raison, l'obésité était presque absente dans les classes ouvrières, mais se manifestait parfois, chez les riches.

Entretemps, les choses ont changé. Aujourd'hui, l'obésité se voit surtout chez les classes ouvrières, et peu, chez les gens fortunés. Pourquoi ? Parce que la classe ouvrière a entretemps les moyens de consommer à volonté les produits malsains autant qu'elle voudrait par manque de connaissance sur la modération, ou sur les conséquences néfastes de son comportement. En revanche, les gens riches ont tendance à s'éduquer, savent ce qui est sain, s'informent et font du sport dans des salles de fitness ou en plein air.

On dirait que le rôle de l'éducation des citoyens a été entretemps transféré du système éducatif national vers les agents de marketing des produits de consommation.

Certaines chaines de télévision ont pour objectif de nous informer, renseigner et éduquer dans notre propre intérêt. Mais bon nombre d'entre elles, surtout celles gérées par des capitaux privés, s'efforcent toujours de nous présenter sans cesse des programmes à sensation et des nouvelles négatives en boucle, afin de capter un maximum notre attention. Hélas, leur objectif primordial reste toujours la vente maximale de publicité.

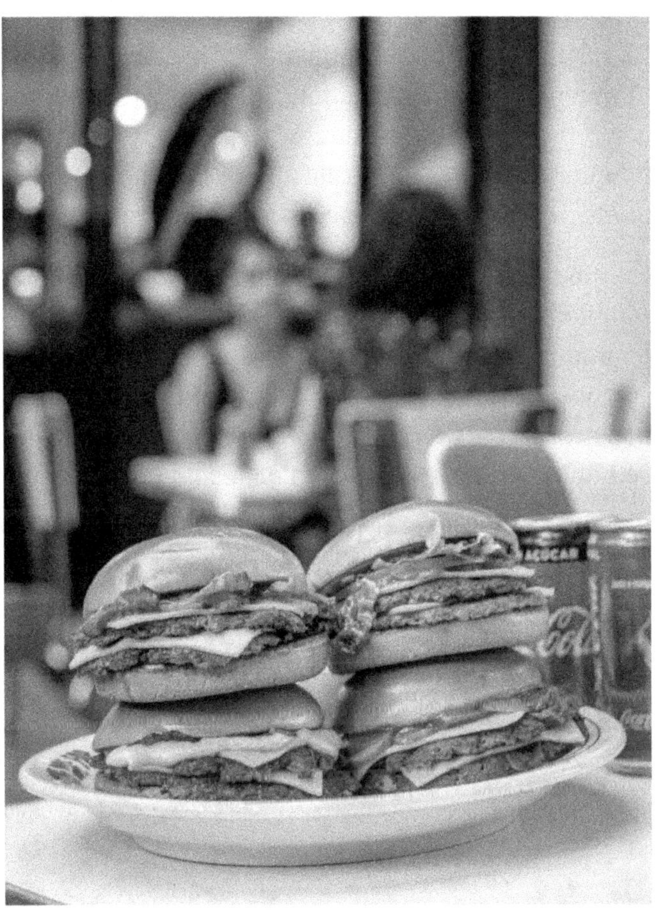

L'objectif du marketing est de nous conditionner et de nous programmer mentalement de telle sorte que nous continuons à consommer, ou devenions de nouveaux consommateurs de leurs produits, qu'ils soient bons ou mauvais pour notre santé physique ou mentale.

Les sujets suivants seront traités dans ce livre :

La respiration, la consommation d'eau, le sommeil, l'alimentation, l'élimination, le sport, l'équilibre acido-basique de notre corps, le système lymphatique, les addictions, l'obésité, la perte de poids, la vieillesse sous perfusion et autres.

Comme déjà évoqué, de nombreuses notions vous sembleront triviales, naturelles et simples, mais pourquoi nous ne les appliquons plus ? Parce que la surabondance d'information et de désinformation nous a conduits à devenir confus de telle sorte que certaines personnes ont complètement perdu le nord.

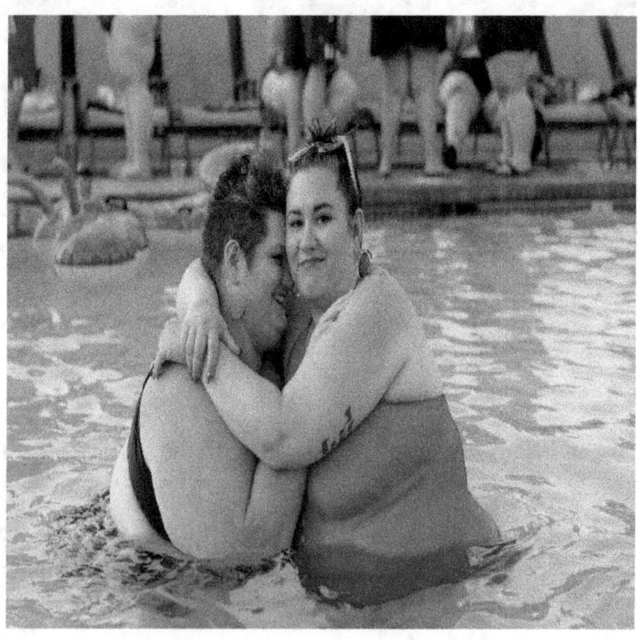

Ce livre explique les besoins naturels de notre santé physique afin que nous puissions à nouveau en prendre le meilleur soin.

Conseil Pour la Lecture de ce Livre

Vous pouvez lire les chapitres de ce livre dans l'ordre qui vous convient. Cependant, la préface, l'introduction et les parties précédant le premier chapitre présentent des notions de base dont chaque lecteur devrait prendre connaissance auparavant.

Apprentissage et ses Paliers

L'apprentissage consiste au processus d'associer ou relier quelque chose d'inconnu ou nouveau à quelque chose de connu ou déjà appris…

L'apprentissage se fait avec une approche incrémentale, comme la construction d'un bâtiment avec le jeu des pièces contenues dans une boite de Lego.

Vous n'apprendriez probablement rien en associant quelque chose de connu ou déjà appris à quelque chose d'inconnu ou nouveau. Également, vous n'apprendriez rien en associant quelque chose de connu à quelque chose de déjà connu.

Et enfin, vous n'apprendriez rien en associant quelque chose d'inconnu à quelque chose d'inconnu. Au mieux, vous seriez confus et rapidement découragés de continuer à apprendre…

L'apprentissage se fait dans une séquence bien précise, comme la construction d'un bâtiment, d'abord la fondation et puis, le plancher, les murs, les portes et fenêtres, et enfin, le toit et le plafond.

Quand vous essayez d'associer quelque chose d'inconnu ou connu, à quelque chose d'inconnu, ce serait comme si vous essaieriez de construire le toit avant même que les murs soient montés.

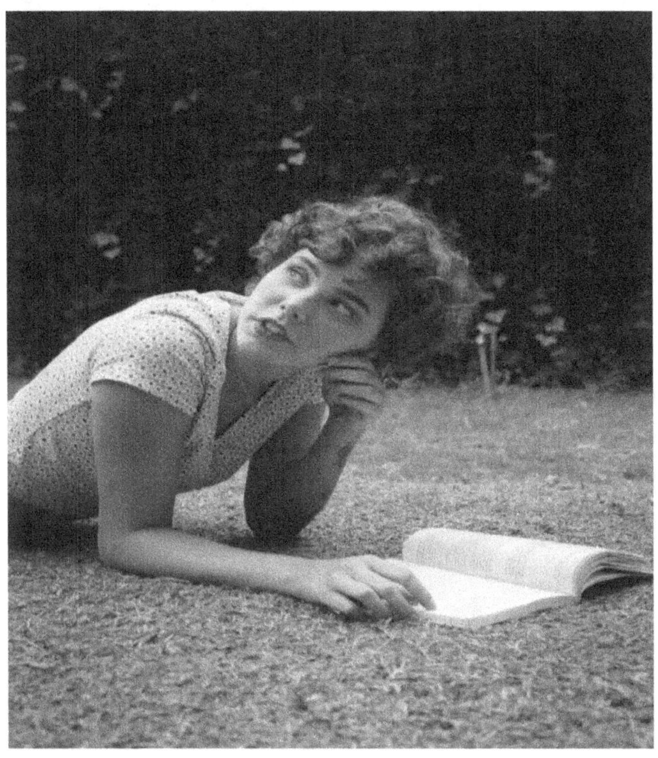

Aussi, il serait intéressant ici de noter que nous sommes tous des individus différents et qu'en même temps, nous avons tous une stratégie différente pour apprendre efficacement. Connaissez-vous la vôtre ?

Combien de fois vous devez lire quelque chose jusqu'à ce que vous l'appreniez, à quelle fréquence, à quel intervalle, à quel moment de la journée etc.

L'apprentissage durant toute la vie est l'un des composants essentiels d'un bonheur spirituel, l'autre étant la contribution à notre entourage.

Si vous pensez que votre vie est monotone ou ennuyeuse, avez-vous justement pensé à commencer à apprendre ? Ceci est le remède par excellence contre la monotonie et l'ennuie.

Enfin, ceux qui ont installé une neuro-association négative par rapport à l'apprentissage, auront une vie difficile à mener.

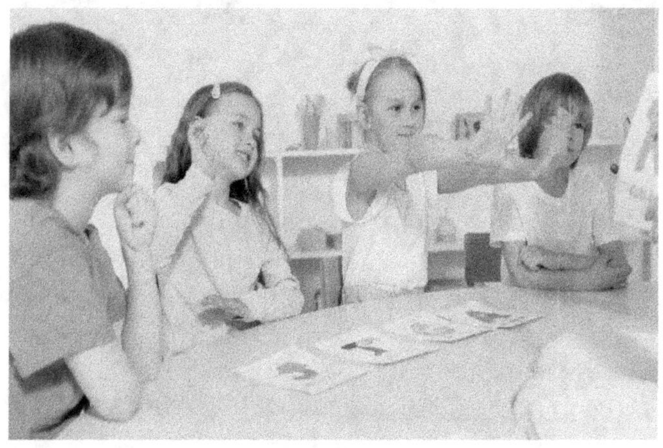

Apprenez à aimer l'apprentissage et commencez à vivre les moments nobles d'épanouissement, de surprise, d'aventure, de spontanéité etc.

En corollaire, plus vous associez du plaisir à l'apprentissage, plus facilement vous apprendriez. À l'inverse, si vous y associez de la peine, l'apprentissage deviendra bien plus pénible.

Ceci étant dit, tout apprentissage passe par quatre phases, parfois appelées les paliers de l'apprentissage.

Les 4 paliers de l'apprentissage

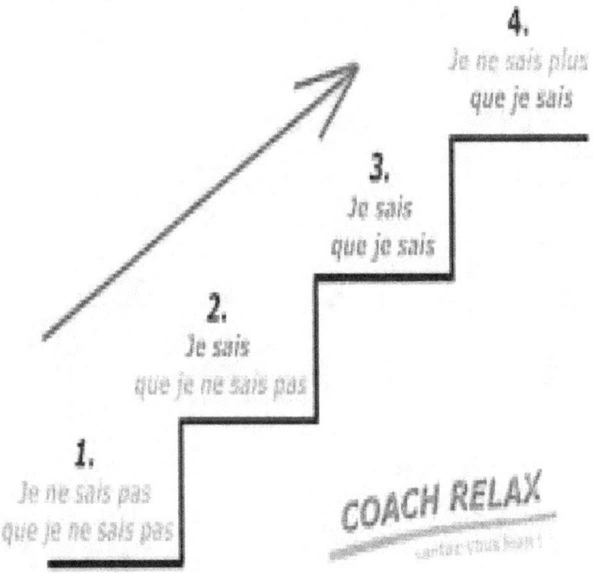

Première étape : Inconscience - Incompétence

La première étape correspond à un état d'ignorance et d'innocence. La personne ne sait pas qu'elle ne sait pas, mais surtout elle croit qu'elle le sait.

Notre cerveau et notre psychologie sont capables d'imaginer toute sorte de réponses sans pertinence concernant toute sorte de sujets, même sans avoir reçu à cet égard aucune éducation ou aucun enseignement.

Dans cette phase, les personnes ne savent pas qu'elles ne savent pas, mais souvent ***croient*** (ou hallucinent) fortement qu'elles savent. C'est justement cette fausse croyance qui les retient et les empêche d'apprendre et de progresser.

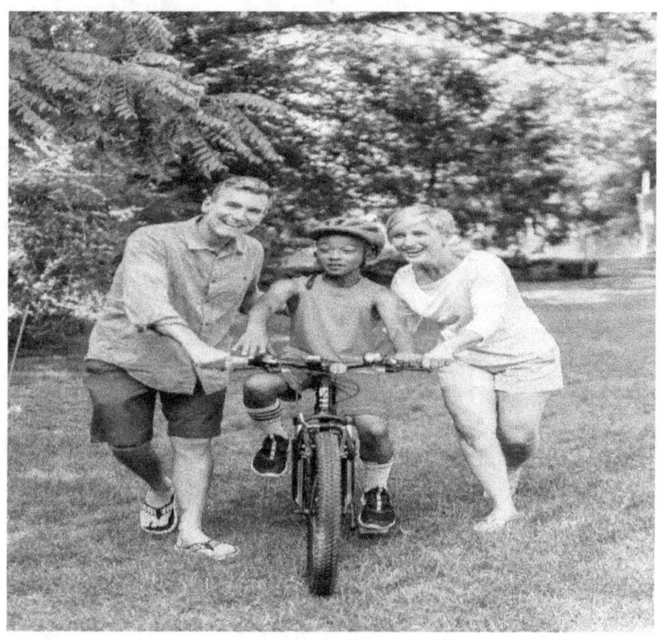

Avant de continuer, il serait intéressant ici de savoir que nos croyances peuvent très bien être **vraies** ou **fausses**, et cela indépendamment de nos intimes convictions.

Une croyance, qu'est-ce que c'est ?

Une croyance n'est autre chose qu'un _sentiment de certitude_ par rapport à ce que les choses veulent dire. Elle est subjective, dépend de l'interprétation de chaque personne, et surtout, elle n'a aucune valeur scientifique de type vrai ou faux. Avant tout, **une croyance** est un *sentiment de certitude*.

Nos croyances sont émotionnelles et sont installées au niveau de notre subconscient.

Comme exemple, quand quelqu'un dit « je suis intelligent », il révèle une des croyances de sa personnalité. Cette croyance n'a aucune valeur scientifique de vrai ou faux, mais possède un pouvoir magique sur le niveau de sa MOTIVATION, de le rendre capable d'accomplir des choses relativement difficiles...

À l'inverse, quelqu'un qui croirait « je suis stupide », révèle également une partie de sa personnalité. Ici aussi, cette croyance possède un pouvoir magique sur le niveau de sa motivation. Comme on dit « le plus grand voyage commence toujours par un premier pas ». Cependant ici, le faible niveau de sa motivation l'empêcherait justement de faire ce « premier pas »…

Nous ne sommes pas ceux que nous sommes, mais plutôt ceux que nous croyons être !

Quelqu'un qui voudrait enseigner théoriquement quelque chose à une personne qui ne sait pas qu'elle ne sait pas, aura beaucoup de difficulté. Car dans cette phase, l'ignorante a du mal à percevoir son manque de savoir.

Ce qui pourrait éventuellement l'aider à progresser consisterait à lui proposer faire une expérience par ce qu'en agissant, elle apprendra qu'elle ne savait pas.

Le dogmatisme est souvent lié à cette phase d'apprentissage. Ces personnes ont développé des croyances fortes et parfois absolues pendant leur enfance, mais aussi durant toute leur vie. Il leur est donc devenu difficile de concevoir ou d'admettre que ce qu'elles croient pourrait potentiellement être faux.

Ces personnes ont aussi beaucoup de superstitions dans le sens où elles associent une fausse cause à un effet. Des exemples bien connus de la superstition seraient de croire que la terre est au centre du monde ou que le soleil tournerait autour de la terre.

Stephen Hawking disait que *le plus grand ennemi des sciences n'est pas l'ignorance, mais bien la superstition des sciences* (ou des fausses croyances).

Deuxième étape : Conscience - Incompétence

Le passage à la deuxième étape d'apprentissage constitue un pas géant par rapport à la première. Maintenant la personne sait qu'elle ne sait pas. Ainsi, elle est sortie de l'ignorance et de la superstition, et elle a le choix de continuer à apprendre ou d'abandonner. Au moins, elle a appris qu'elle sait qu'elle ne savait pas.

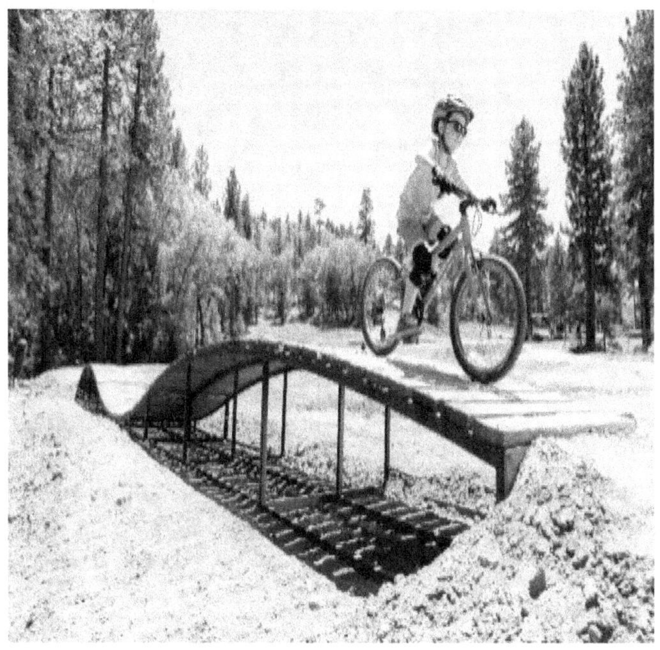

Troisième étape : Conscience - Compétence

Dans cette étape, la personne sait qu'elle sait faire quelque chose, mais manque encore d'exercice et de pratique. C'est comme l'expérience d'un bébé qui viendrait juste de faire son premier pas.

Quatrième étape : Inconscience - Compétence

Dans cette étape, la personne a beaucoup de pratique et peut accomplir certaines tâches sans effort et sans attention particulière.

Prenons un exemple. Comment avez-vous appris à faire du vélo ?

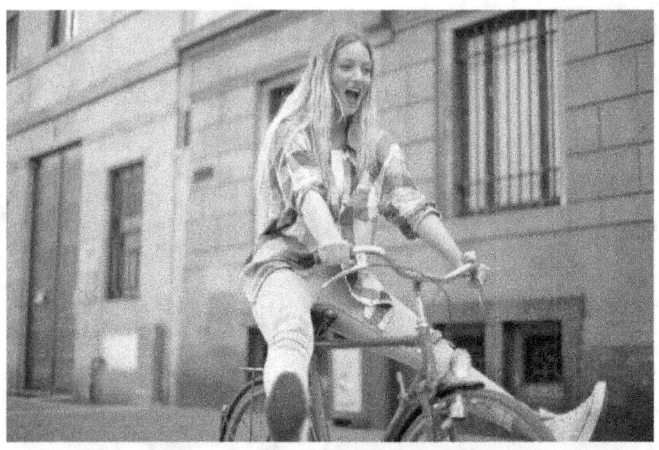

Durant la première étape, une personne voit d'autres en train de faire du vélo avec aisance. Ainsi, elle développe la fausse croyance que c'est facile d'en faire puisque d'autres le font sans aucune difficulté. Ceci la porte à **croire** qu'elle est, elle aussi, capable de le faire. Mais hélas, elle ne sait pas encore qu'elle ne sait pas.

Puis, la personne monte sur un vélo et tombe immédiatement, espérons sans trop se faire mal. C'est un moment magique de célébration ! Là, elle apprend soudainement qu'elle sait qu'elle ne savait pas faire du vélo.

Puis elle persévère et apprend à faire du vélo sans tomber. Cependant, dans cette phase il lui faut beaucoup d'attention et de concentration pour éviter de tomber. Elle sait qu'elle sait le faire, mais que cela lui demande des efforts.

Après un certain temps, elle maitrise totalement l'exercice et sait faire du vélo sans aucun effort.

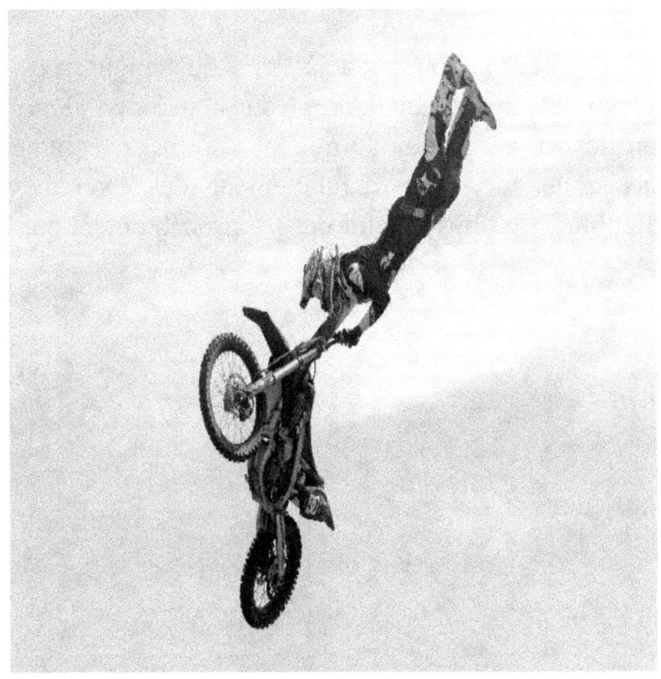

Maintenant, elle peut avoir un téléphone portable dans une main, manger une pomme avec l'autre, et siffler en même temps, tout en faisant du vélo. Et voilà qu'elle n'a plus besoin de faire une attention spéciale quand elle fait du vélo. C'est la quatrième et dernière étape de l'apprentissage.

Compréhension Intellectuelle ou Compréhension Émotionnelle

Est-ce que cela vous est déjà arrivé de manger trop ? Êtes-vous un fumeur ? Avez-vous abusé de l'alcool ou des drogues ? Est-ce que vous refusez, comme beaucoup, de faire régulièrement des exercices aérobic ? Certains répondront-ils, probablement oui.

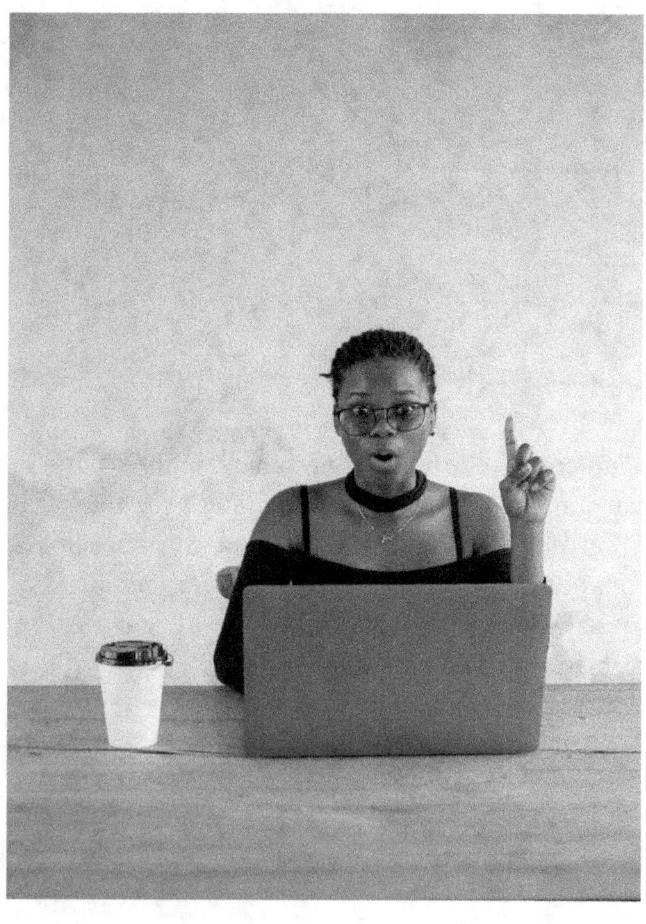

Eh bien, nous savons tous que ces comportements sont inappropriés ou dangereux pour notre santé. Cependant, nous continuons toujours de les faire parce que le plaisir immédiat que cela nous procure est bien plus réel à notre subconscient que leurs dommages à long terme.

Une compréhension intellectuelle pourrait rarement changer nos comportements à long terme.

À l'inverse, une compréhension émotionnelle pourrait le faire. Un changement de comportement peut avoir lieu lorsque (1) une quantité insupportable de douleur est associée à un comportement négatif et (2) en même temps, une quantité importante de plaisir, est associée à un nouveau comportement positif.

Les déclarations intellectuelles seraient très souvent superflues. C'est comme quand on dirait à un fumeur d'arrêter de fumer parce que cela serait nuisible à sa santé ! Cependant, le fumeur le sait déjà intellectuellement, et le fait de le lui dire (intellectuellement) reste superflu, sans effet et souvent même agaçant pour lui.

La compréhension émotionnelle d'un comportement négatif comme « fumer », aura lieu lorsque la personne aura associé à l'action de fumer une douleur intense et immédiate au niveau du subconscient, plutôt qu'un plaisir intense et immédiat.

Subordination : Notre Psychologie pilote notre Santé Physique

La qualité de notre santé dépend de deux facteurs, notre santé physique et notre santé mentale. Le premier concerne surtout la qualité de notre corps physique et de chacune de ses cellules. Le deuxième concerne la qualité de notre psychologie.

La métaphore de l'ordinateur pourrait bien nous aider à mieux comprendre les fonctions de notre cerveau et de notre psychologie.

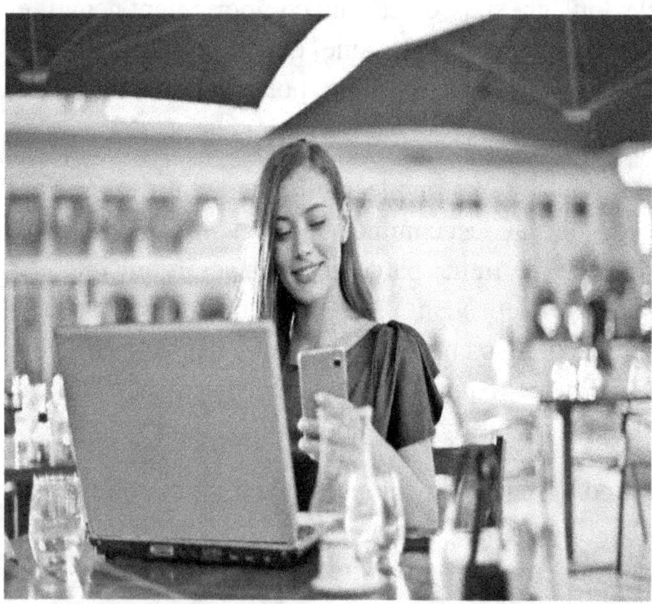

Pour qu'un ordinateur ou un téléphone portable puisse fonctionner, il faut du matériel et des logiciels.

Le téléphone est quelque chose de physique, visible, mais on peut aussi le toucher et le peser. Il a un grand potentiel, mais sans le logiciel (ou l'intelligence) requis, il serait incapable d'afficher même un simple « bonjour ». En fait, c'est le logiciel, invisible et intouchable qui permet au téléphone physique d'afficher des informations. Un téléphone physique a beaucoup de potentiel, mais sans son logiciel, reste bête et bon à rien.

Inversement, un logiciel est bon à rien s'il ne tourne pas sur un matériel. Cependant, c'est le logiciel qui pilote et détermine la quantité et la qualité du potentiel du matériel qu'il utilisera.

Ainsi, c'est le logiciel qui pilote le matériel.

Pour encore mieux comprendre, nous pouvons aussi utiliser la métaphore du chauffeur d'un véhicule. Celui-ci a du potentiel pour nous déplacer d'un point A vers un point B, avec une certaine vitesse et un certain confort. Cependant, il ne servira à rien sans son chauffeur. De même, un chauffeur est bon à rien sans son véhicule. En même temps, la qualité générale du voyage dépendra aussi bien de celle du véhicule que celle du chauffeur.

Voilà que le chauffeur est notre psychologie et le véhicule, notre cerveau.

Notre cerveau fonctionne de la même façon. Lors de la fécondation ou à la naissance, notre cerveau possède un grand potentiel, mais manque encore de logiciels (psychologie) ou de programmes.

C'est lors des premières années après la naissance que nous créons et développons la majeure partie de notre personnalité ou le logiciel de notre cerveau.

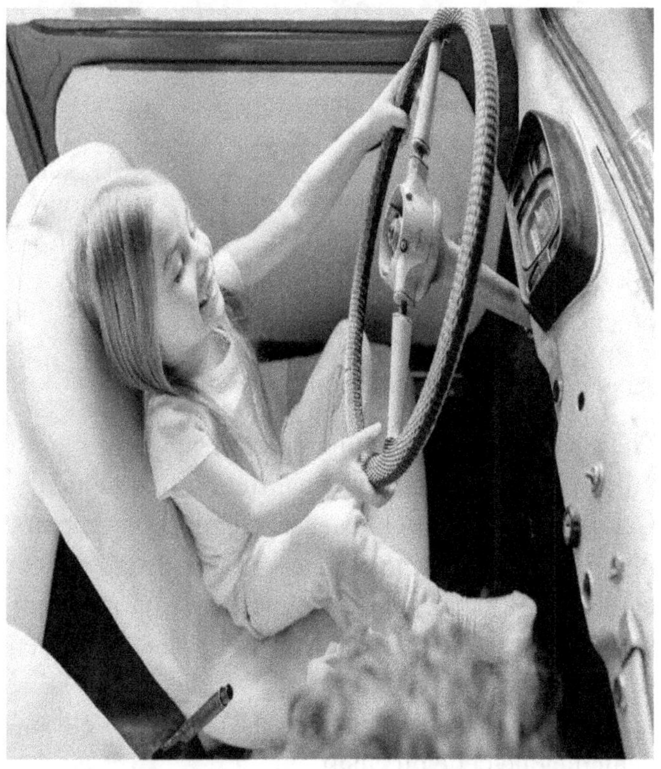

En particulier, le niveau d'utilisation du potentiel de notre cerveau dépendra directement de la qualité du logiciel qu'on y aura installé.

En général, le logiciel de notre personnalité n'utilise qu'une partie infime du potentiel et de la capacité de notre cerveau. En même temps et pour beaucoup, ce logiciel comporte toutes sortes de virus qui hélas, détournent notre attention des facteurs les plus essentiels et importants pour notre bonheur.

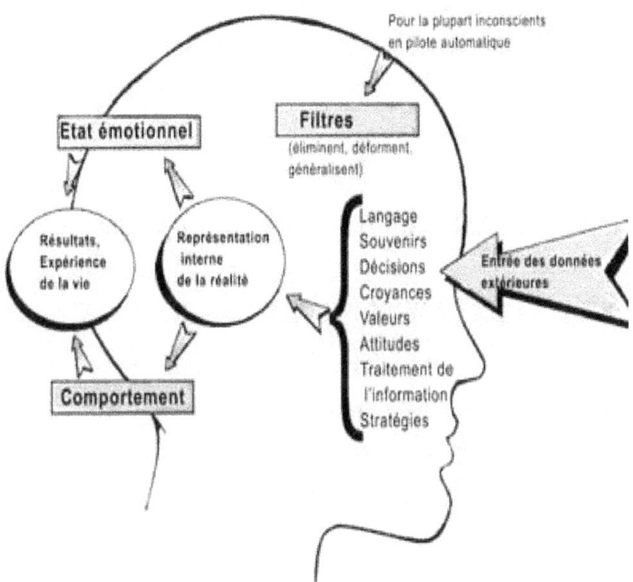

Ainsi, notre psychologie joue un rôle plus important parce que c'est bien elle qui est assise au volant de notre santé physique. C'est elle qui dirige nos actions pour satisfaire surtout nos besoins psychologiques et émotionnels.

Ce livre se concentre en particulier sur l'aspect physique de notre corps. Les aspects émotionnels et psychologiques de notre personnalité seront traités en détail dans un prochain livre.

Ici il est important de savoir que tout ce que nous faisons dépend surtout de notre état mental, émotionnel et psychologique à un moment donné.

Si nous aimons manger ou boire quelque chose, si nous aimons faire du sport ou l'éviter, ou si nous fumons, c'est bien notre état mental et émotionnel qui en est la cause.

Notre psychologie fonctionne selon le Principe du Plaisir et de la Peine « PPP ». À tout moment, elle fait tout pour nous procurer du plaisir « immédiat » et nous éviter la peine et la douleur « immédiate ».

En agissant sur le plaisir immédiat, elle ne perçoit malheureusement pas les peines et les conséquences néfastes à long terme de certain de nos addictions et comportements, comme la malbouffe, la cigarette, l'abus d'alcool ou de la drogue.

Il serait intéressant de savoir qu'à chaque fois qu'il y a un conflit d'intérêts entre notre subconscient, qui est irrationnel et émotionnel, et notre conscient, rationnel et intellectuel, le plus souvent c'est bien le subconscient qui a tendance à gagner.

Prenons un exemple :

Êtes-vous fumeur ? Si oui, eh bien probablement vous savez rationnellement que ce comportement est dangereux pour votre santé à long terme. Cependant, vous fumez parce que le plaisir immédiat que cela vous procure est bien plus réel pour votre subconscient que les dommages à long terme que cela causera.

Ceci signifie que les déclarations purement intellectuelles et rationnelles ne peuvent changer nos comportements.

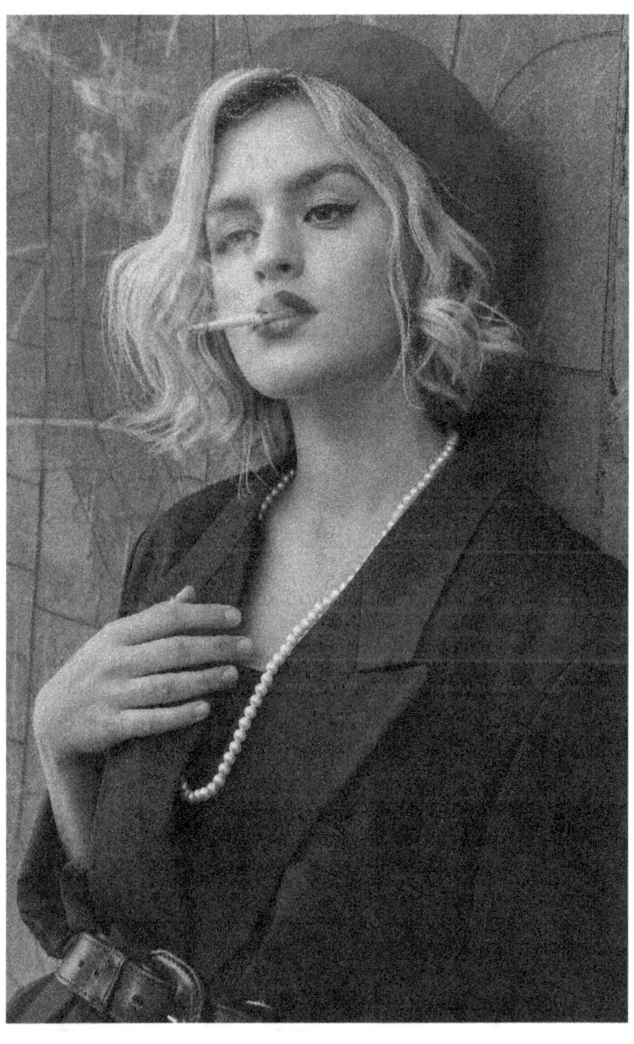

En revanche, elles peuvent conduire à un changement de comportement si elles sont accompagnées d'émotions intenses de douleur et de peine.

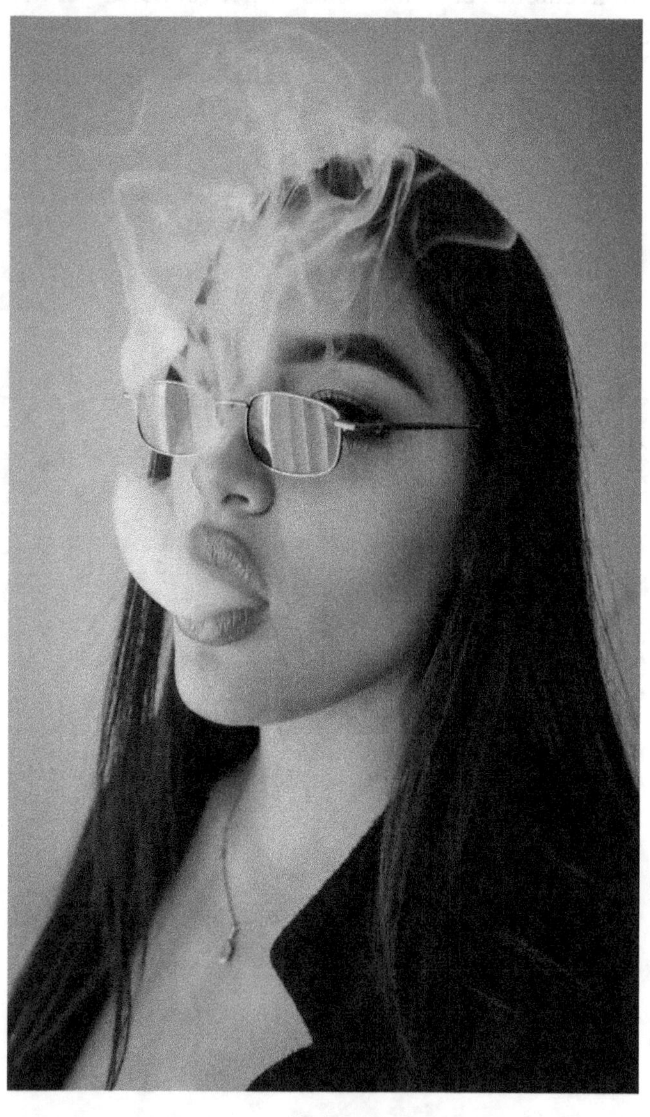

Ainsi, nos comportements peuvent changer à long terme si et seulement si notre subconscient est affecté émotionnellement par nos déclarations.

La transformation peut avoir lieu lorsque (1) une quantité insupportable de douleur est associée à un comportement négatif et (2) une quantité importante de plaisir, à un nouveau comportement positif.

En résumé, notre psychologie est assise au volant de notre vie, et notre corps en subit tout simplement les conséquences et les effets.

Maladie ou Santé ?

Avant de continuer, il faut bien comprendre la différence entre la maladie et la santé. Le corps médical a parfois tendance à confondre ces deux termes. La Sécurité Sociale française n'est pas une caisse de santé, mais bien une caisse de maladie.

Alors, c'est quoi la différence ou la frontière entre la maladie et la santé ?

Supposons une échelle de 0 à 100, ou 0 représenterait la mort et 100, une santé pleine d'Energie et de vitalité. Sur cette échelle, le niveau 50 indiquerait le point de bascule, en dessous de 50, les gens seraient considérés comme malades et au-dessus, en bonne santé.

En général, l'état de santé d'une grande majorité de gens se situerait souvent entre 40 et 60.

En conséquence, il suffirait de quelques jours de fête et d'abus pour que la qualité de leur santé physique baisse et passe en dessous de 50, et ainsi certains membres de ce groupe tombent malades.

L'objectif de ce livre est de vous aider à élever votre état de santé bien au-dessus de 80, de telle sorte que même après quelques jours d'abus, ce niveau reste bien au-dessus de 60.

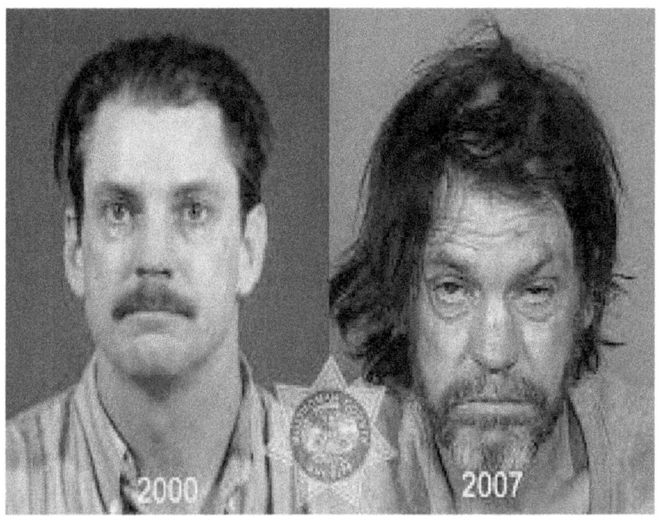

Les assurances médicales se concentrent surtout sur le traitement des maladies de ceux qui se trouveraient à un niveau en dessous de 50. Il est facile de comprendre que c'est bien quand on est malade qu'on va voir un médecin, et non quand on est en pleine forme.

La Sécurité Sociale française ne rembourse que les frais liés aux maladies, et non ceux liés à la santé.

Pour améliorer votre santé, vous pouvez, par exemple, faire des exercices aérobic qui augmentent votre rythme cardiaque, boire au moins trois litres d'eau par jour, etc. Ce genre d'activités est préconisé par les spécialistes de bien-être et par les coachs, mais pas nécessairement par les médecins ou le corps médical. Cependant, les dépenses associées ne sont hélas pas prises en charge par la caisse d'assurance maladie.

Avez-vous essayé de vous faire rembourser par l'assurance maladie les frais d'inscription à un centre de remise en forme pour améliorer la qualité de votre santé ? Vous aurez probablement peu de chance d'aboutir, même si la société prend de plus en plus conscience de l'importance de ce genre de dépenses.

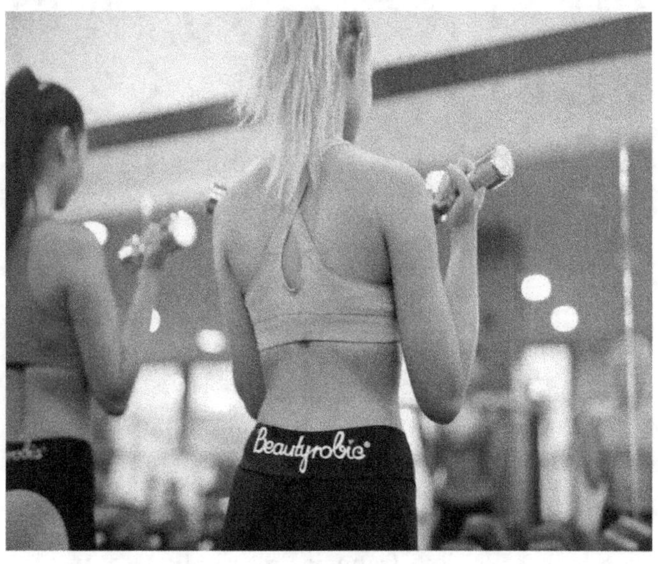

Il se trouve que l'assurance maladie prend en charge les frais lorsque votre niveau de santé est en dessous de 50, mais pas quand il est au-dessus.

La formation des étudiants en médecine semble aussi se concentrer surtout sur les maladies, leurs natures, leurs causes, leurs symptômes et leurs traitements médicaux, mais relativement peu sur la santé dans le sens Energie et Vitalité.

Même si de nombreux médecins se préoccupent de leur propre santé, certains la négligent, et d'autres même la détériorent en fumant sans cesse et en consommant de l'alcool, hélas dès fois, sans modération.

Un autre concept important consiste à comprendre que quand nous allons consulter un médecin, nous sommes bien « **un client** » pour un service de maladie avec des droits, et non pas « **un patient** », sans aucun droit. Il serait intéressant de comprendre qu'une relation « client / fournisseur » devrait régir notre rapport avec les médecins, comme lorsque nous demandons à un mécanicien de réparer notre voiture.

Bien entendu, il y a une notion de confiance et de confidentialité plus importante qu'une simple réparation de voiture, mais cela ne doit surtout pas créer une relation de **subordination** inconditionnelle du patient, envers le médecin.

Dans toute relation « fournisseur / client », c'est bien le client qui est roi parce que c'est lui qui a l'argent. Cela devrait aussi devenir le cas lors de nos consultations avec nos médecins.

Lors de votre prochaine consultation, essayez de vous comporter comme un client et voyez comment cela change votre relation avec votre médecin…

Finalement, certains médecins traitent leurs clients comme si c'était la Sécurité Sociale qui réglerait leurs honoraires et non pas vous. Ceci est faux. La Sécurité Sociale est juste un organisme intermédiaire qui collecte les fonds à travers les cotisations de ses membres. In fine, ce sont donc bien les clients qui paient les médecins, et non pas la Sécurité Sociale.

De même, il serait intéressant de noter que l'abus d'utilisation de la carte vitale génère des déficits pour la caisse de maladie, ce qui entraînerait sans aucun doute une augmentation des cotisations dans le futur.

Utilisez-la donc à bon escient comme si c'était bien vous qui payiez vos traitements médicaux avec votre propre argent.

Système Médical en France

L'objet principal de ce livre est bien l'amélioration de la qualité de votre santé et de votre bien-être. Vous lirez donc peu de choses sur les maladies proprement dites.

Cependant, en bref et en comparant avec d'autres pays, le système médical français peut être fier de ses performances, même si des abus existent dans certains domaines.

Les consultations médicales sont abordables et les médicaments, relativement peu onéreux.

Ces observations sont le résultat d'expériences personnelles de l'auteur qui a vécu dans de nombreux pays et qui a voyagé presque partout dans le monde.

En Allemagne et après dix années de traitement sans succès, un médecin généraliste l'a traité de « malade imaginaire ». Aux USA, il a dû payer 250 $ en guise d'honoraires à un médecin juste pour obtenir une ordonnance pour un médicament qu'il connaissait déjà, dans le seul but de pouvoir se faire rembourser par son assurance médicale. Imaginez-vous, 250 $ pour trois minutes de consultation toute banale !

En Australie, il a dû reporter des examens médicaux de routine tout simplement parce que les honoraires étaient beaucoup trop élevés, même si c'était moins cher qu'aux USA. Aux Pays-Bas, les choses étaient plutôt semblables à l'Allemagne.

Contrairement à bien d'autres pays, les médecins généralistes en France ont tendance à prendre plus de temps pour écouter leurs clients. Ils donnent l'impression d'être plus intéressés par la souffrance humaine des malades, que par leur propre chiffre d'affaires à la fin de la journée.

Cependant, il y a bien des abus en France comme ailleurs. Récemment, l'auteur a eu une consultation avec un spécialiste du tube digestif. Il s'est vu prescrire plusieurs ordonnances, puis s'est rendu chez le pharmacien. Et là, il n'en croyait pas ses yeux : il est sorti avec deux grands sacs de médicaments couvrant seulement une petite partie du traitement. Il en était tellement confus qu'il ne savait plus quels médicaments concernaient quelle maladie.

Pour résoudre ce problème, il en a conclu que le médecin spécialiste avait mal compris sa maladie. Puis, considérant que son corps n'est pas une poubelle chimique, il a jeté les deux gros paquets de médicaments directement à la poubelle.

Avez-vous déjà eu une expérience similaire ?

« L'Ordre des médecins est l'institution qui rassemble et fédère, en France, l'ensemble des médecins, quels que soient leur statut, mode d'exercice et spécialité. C'est un organisme de droit privé, chargé d'une mission de service public.

L'Ordre défend l'indépendance et l'honneur de la profession médicale auprès de l'ensemble de la société française, usagers, citoyens, administrations, services de l'État, associations etc.

Il assume un rôle moral, administratif, consultatif, juridictionnel et de conciliation. Il est le garant de la relation « médecin-patient ».

Cependant, l'auteur pense que l'ordre des médecins peut aussi être partie prenante et lobbyiste afin de protéger l'intérêt financier de ses adhérents, parfois aux dépens des malades. Vous rappelez-vous de ce médecin il y a quelques années qui avait refusé de donner des médicaments à un malade en exigeant que le patient fasse du jogging ! Ce médecin avait ensuite prétendu à la radio que pour cela, il avait eu des contentieux avec l'ordre des médecins…

Cela étant dit, les dépenses médicales en France s'élevaient à 203,5 milliards d'euros en 2018. Elles représentaient 8,6 % du Produit Intérieur Brut (PIB) et 3 037 euros par habitant.

Bien-être et Santé en France ?

Comme dans beaucoup de pays développés, les citoyens ont tendance à comprendre de plus en plus que l'état de leur santé dépend surtout d'eux-mêmes. Ainsi, ils sont toujours plus nombreux à faire du sport et à aller dans des centres de remise en forme.

Alors que le système « maladie » est bien organisé par l'état, ce dernier s'occupe peu du système « bien-être » des citoyens. Ainsi, l'amélioration de la qualité de santé des citoyens reste toujours une affaire d'initiative personnelle et individuelle de chacun.

L'Éducation Nationale semble plus se préoccuper de la transmission des connaissances en mathématiques, en physique, en chimie, etc. Cependant, elle semblerait hélas ne consacrer que relativement peu de temps au bien-être physique et mental de ses élèves.

Néanmoins, les choses semblent avancer dans la bonne direction. L'interdiction de fumer dans les lieux publics et de la publicité pour les cigarettes, la prise de conscience de l'obésité comme maladie, en particulier dans les pays anglo-saxons, ainsi que la disponibilité et l'accès à l'information sur le bien-être, sont autant d'éléments qui montrent que les choses progressent et avancent dans la bonne direction.

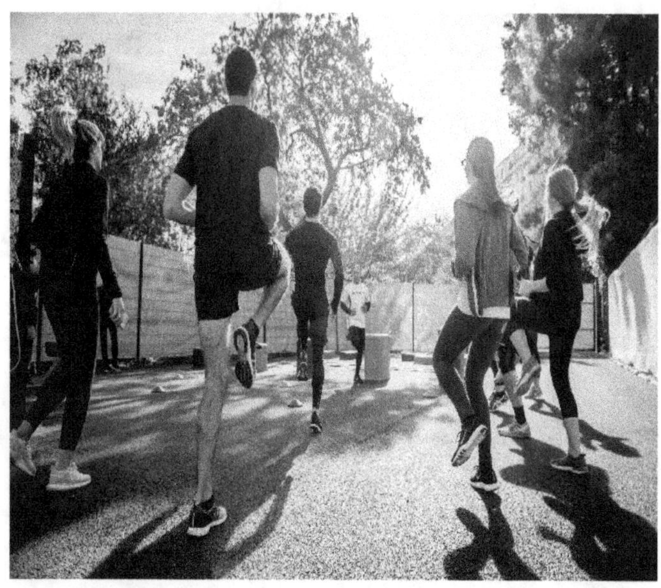

Il serait intéressant de comprendre que l'industrie de la malbouffe et le système de maladie semblent parfois travailler ensemble, la main dans la main. La première s'enrichit en rendant les citoyens malades, et le second, semble vouloir traiter les symptômes de leurs maladies, à vie.

C'est un système rodé et bien juteux, aussi bien pour les uns que pour les autres, hélas aux dépens de la qualité de santé des citoyens.

Avez-vous récemment visité un centre de remise en forme ?

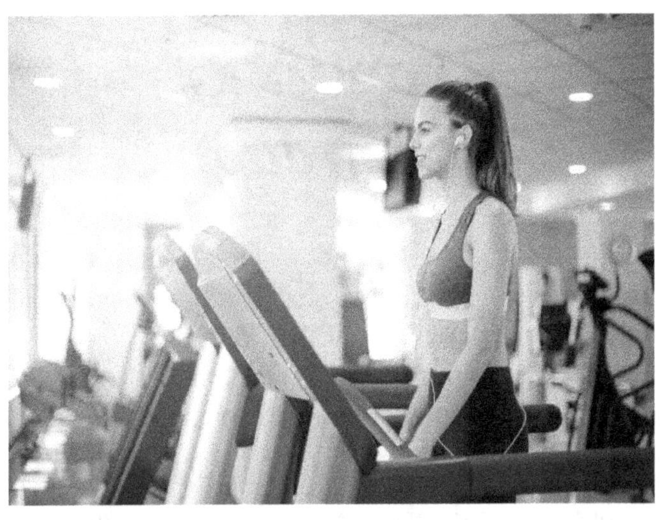

Chapitre 1 :
Respiration

La respiration est notre premier besoin biologique pour rester en vie. Elle nous permet d'apporter de l'oxygène, un produit indispensable pour le métabolisme de chaque cellule de notre corps. En même temps, la respiration nous permet d'expirer le gaz carbonique, un produit très toxique, de notre corps.

L'apport d'oxygène et l'extraction du gaz carbonique se font au moyen de notre sang qui circule en permanence grâce à notre cœur, jouant un rôle de pompe. Chaque jour, notre cœur bat environ 100 000 fois, apportant ainsi de l'oxygène à nos cellules, tout le temps, que l'on soit éveillé ou endormi.

Le manque d'oxygène dans notre cerveau peut causer ce que l'on appelle un Accident Vasculaire Cérébral (AVC). Il peut conduire à une paralysie partielle, globale ou à la mort. D'après certaines sources, le manque d'oxygène détruit environ 200 millions de neurones du cerveau à chaque minute. Heureusement, notre cerveau en contient environ 100 milliards.

« La plongée libre fait partie des sports extrêmes en raison des risques inhérents à la recherche de la performance en compétition. Le record de durée (apnée statique) sans inhalation d'oxygène est détenu par le français Stéphane Mifsud et s'établit à 11 minutes et 35 secondes. Le record avec inhalation d'oxygène préalable est détenu par Vendrell qui s'établit à 24 minutes et 3 secondes ».

Combien de minutes pouvez-vous tenir sous l'eau sans inhalation d'air ?

Sans respiration, non seulement la quantité d'oxygène diminue dans notre sang, mais aussi la quantité de CO_2 augmente.

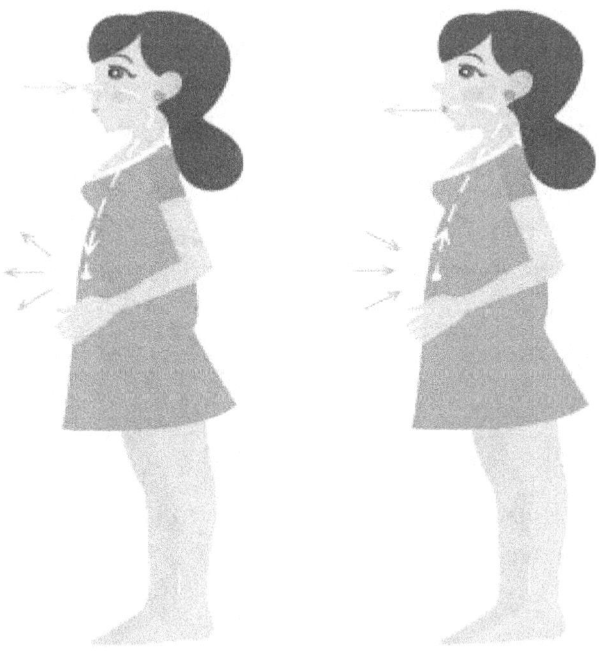

En général, l'homme respire l'air contenant approximativement 20,95 % d'oxygène, 78,09 %

d'azote, 0,93 % d'argon et 0,04 % de CO2. La quantité d'expiration de CO2 durant chaque respiration est d'environ 3,8 %. Chaque individu produit environ 1 kg de CO2 par jour.

Respirer un air contenant plus de 1 % de CO2 deviendrait progressivement de plus en plus dangereux.

À partir de 4 % de CO2 dans l'air ambiant, son inhalation causerait des dommages sévères en moins d'une semaine, à partir de 5 % en moins de 4 heures, à partir de 6 % en moins de 30 minutes et à partir de 7 %, en moins de 6 minutes.

Sans apport d'oxygène, nos cellules commenceraient une mutation pouvant provoquer un cancer ou potentiellement la mort, très rapidement.

Le niveau normal des hémoglobines saturées en oxygène dans notre corps est de 95 à 100 %. Un niveau en dessous de 90 % est considéré anormal et en dessous de 80 %, causerait des problèmes graves de santé nécessitant une intervention en urgence.

Vous trouverez de nombreux articles académiques sur internet concernant la respiration.

Sans respiration, l'être humain mourrait en l'espace de quelques minutes.

Conseils pratiques : La respiration active

La respiration active entraîne un apport maximum d'oxygène à notre corps et en même temps permet une évacuation du CO2. De plus, elle contribue à élimination des déchets dans notre système lymphatique (voir le système lymphatique plus tard).

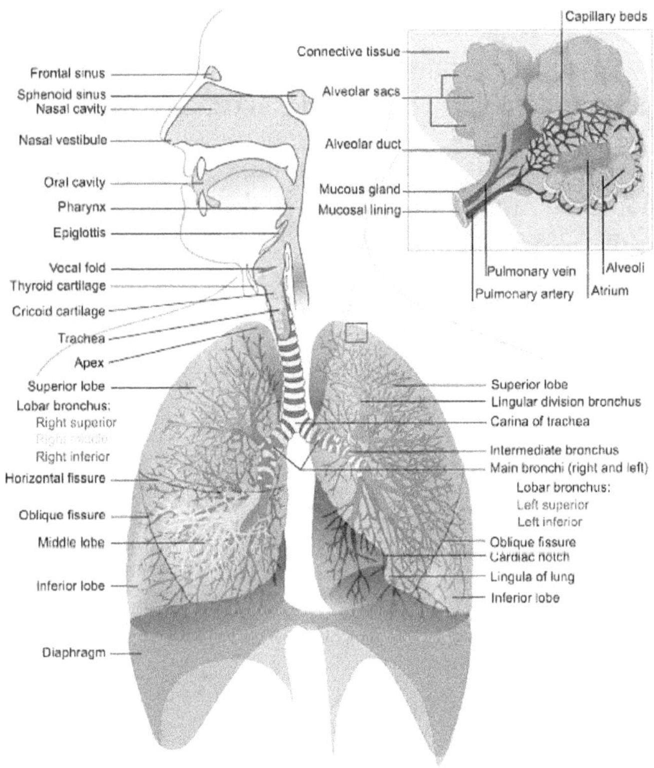

La respiration active se fait en trois phases. La première phase consiste à inspirer de l'air aussi profondément que possible (jusqu'en dessous de notre nombril) et à remplir les poumons avec un maximum d'air pendant une unité de temps. La deuxième phase dure quatre unités de temps pendant laquelle on maintient l'air dans les poumons. Cela permet un échange maximum d'oxygène et de CO_2, et enfin la phase trois, on expire et vide les poumons autant que possible pendant deux unités de temps.

La respiration active se fait donc sous forme de 1– 4 –2.

La durée de l'unité de temps dépend de chaque personne, en fonction de son état de santé.

Chaque séance de respiration active devrait comporter un minimum de 10 répétitions, au moins trois fois par jour.

Chapitre 2 : Boire de l'eau

La terre est couverte à 70 % par l'eau des océans. De même, près de 61 % du corps d'un homme adulte est constitué d'eau. Cela correspond à environ 40 litres d'eau chez une personne de 70 kg. Ce pourcentage est de 51 % chez la femme.

La part de l'eau dans nos corps diminue avec l'âge :

97 % chez le fœtus,

80 % chez le nouveau-né,

75 % chez le nourrisson,

70 % chez l'enfant,

61 % chez l'homme adulte (maigre : 70 %, poids moyen : 60 %, obèse : 50 %) et 51 % chez la femme adulte (maigre : 60 %, poids moyen : 50 %, obèse : 40 %) et 45 % chez les personnes âgées.

La quantité d'eau dans les organes du corps humain est répartie comme suit :

79 % dans le sang

78 % dans les poumons

76 % dans le cerveau

75 % dans les muscles

22,5 % dans les os

10 % dans les tissus adipeux

1 % dans les dents.

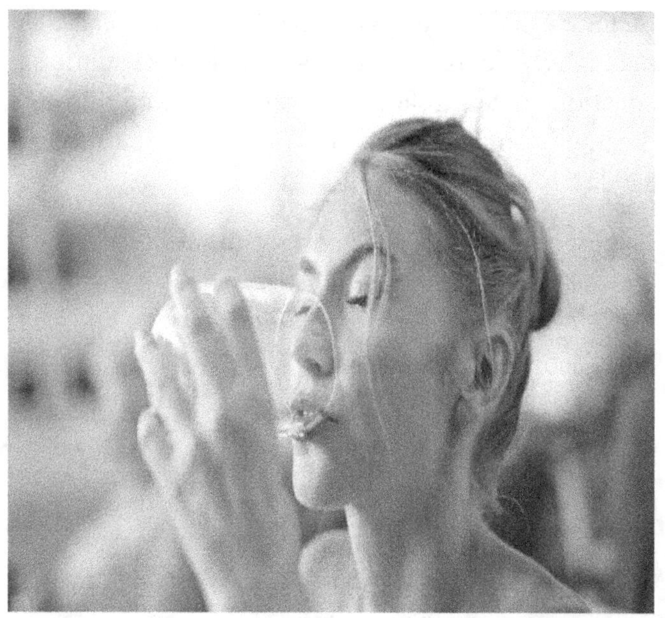

Le corps humain évacue en moyenne **2,5 litres d'eau par jour**. Cela se fait notamment par l'urine, la transpiration et la respiration. Pour réguler naturellement la quantité d'eau dans notre organisme, il est donc nécessaire d'en consommer un minimum de 3 litres par jour afin de compenser la quantité d'eau évacuée. Soulignons que ce renouvèlement est nécessaire pour permettre aux cellules de rester en bon état de santé.

Notons en passant qu'il n'y a pas de vie sans eau en état liquide.

Voilà, le message est passé. Buvez un minimum de 3 litres d'eau par jour. Cela pourrait se faire sous forme d'eau à température ambiante, ou sous forme de tisanes. Notons que les fruits contiennent en général un grand pourcentage d'eau, donc pourquoi s'en priver ?

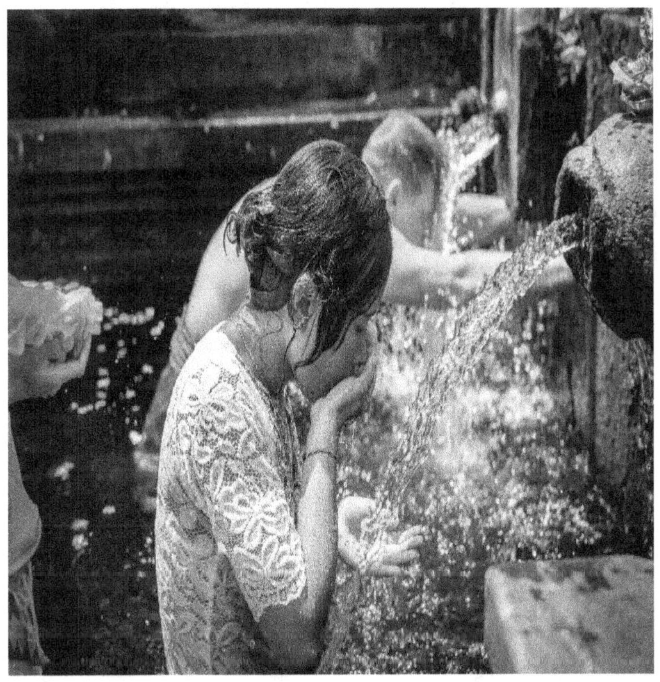

Le seul inconvénient à boire beaucoup d'eau réside dans le fait qu'il est nécessaire d'avoir des toilettes à proximité pour vider la vessie.

Notons aussi que si vous avez des difficultés à boire suffisamment d'eau, cela pourrait provenir de vos neuro-associations négatives par rapport à l'eau. Si vous ne parvenez pas à boire de l'eau naturelle, ajoutez-y des ingrédients sains pour l'aromatiser.

Évitez en tout cas de boire des boissons transformées industriellement, en particulier, celles comme le Coca-Cola ou des produits alcoolisés.

Pratique : l'auteur boit environ 5 litres d'eau par jour, sous forme de thé, bien dilué juste pour aromatiser l'eau, environ 2,5 litres dans la matinée et autant dans l'après-midi.

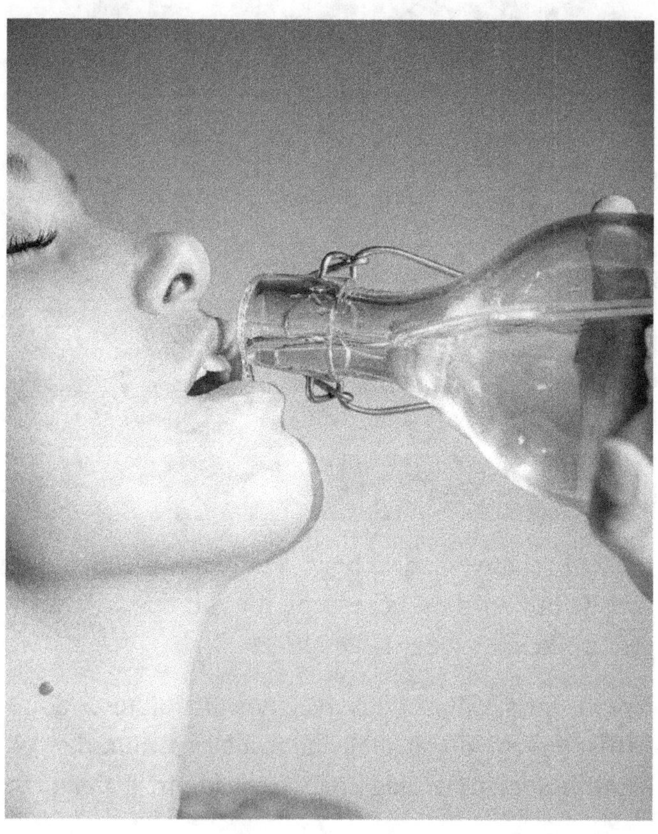

Bien entendu, il est conseillé d'arrêter de boire environ 2 à 3 heures avant d'aller se coucher pour éviter d'être réveillé dans la nuit. La durée du transit d'eau jusqu'à la nécessité de vider la vessie est d'environ 100 minutes.

Chapitre 3 : Le Sommeil

Après la respiration et la consommation d'eau, ce sera le tour du sommeil. Sur internet vous trouverez de nombreux articles à ce sujet. Ici nous nous limiterons aux aspects pratiques du sommeil.

Le sommeil est un besoin naturel et régulier de la vie humaine. L'homme a besoin d'environ 8 heures de sommeil par jour et passe environ un tiers de sa vie au lit.

La privation de sommeil rend notre cerveau confus avec des difficultés à ordonner la séquence temporelle des évènements dans notre mémoire.

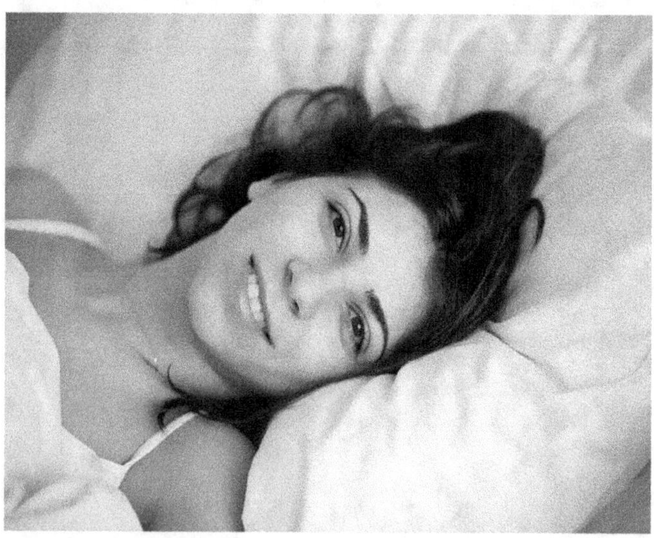

Le sommeil est le meilleur médicament contre la fatigue. C'est pendant le sommeil que nos « batteries » se rechargent.

Combien d'heures de sommeil par jour sont-elles nécessaires ? La question est subjective et la réponse serait différente pour chaque individu. Ce qui est important c'est que vous dormiez suffisamment de telle sorte que vous vous réveilliez en pleine forme, que vous ayez dormi 5 heures ou 10 heures.

Certains ont souvent tendance à vouloir imposer leur volonté par rapport à la durée de leur sommeil. Ceci est une approche désastreuse. Apprenons à écouter notre corps et respectons ses besoins. Ce n'est pas par ce que vous dormez 5 heures que vous seriez en meilleure santé que celui qui dormirait 10 heures.

Dormir une heure de plus que ce dont notre corps a besoin est plus réparateur que dormir 15 minutes de moins.

Pour avoir un sommeil bien réparateur, évitez de manger des plats cuisinés, tard dans la soirée.

Un sommeil idéalement réparateur exige que notre corps et notre mental soient fatigués en même temps. Si l'un est fatigué, mais pas l'autre, la qualité du sommeil en sera affectée.

Il est intéressant de noter que faire du sport comme, par exemple, le jogging, est essentiel pour maintenir ou améliorer la qualité de notre santé. Pour plus de détails, référez-vous au chapitre concernant le système lymphatique.

Cependant, il est important de savoir que le temps consacré au jogging se soustrait habituellement de la durée de notre sommeil. Ainsi, en faisant du sport, nous ne perdrons pratiquement pas de temps sur la partie éveil de notre journée.

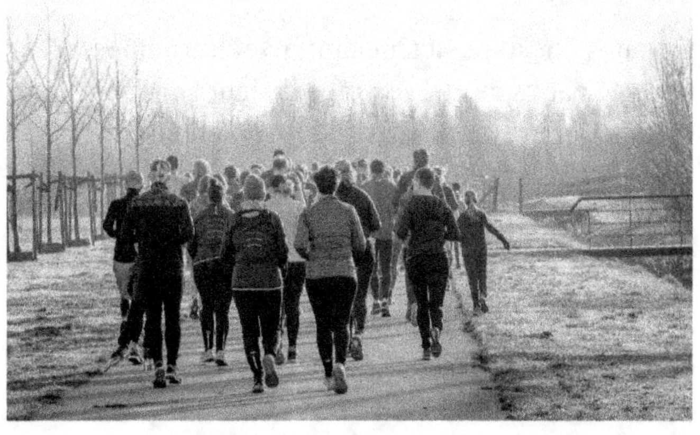

C'est durant la nuit que notre corps élimine les toxines et l'excès en acide, produits par notre corps au cours de la journée. Et c'est lors d'un sommeil réparateur qu'ils sont évacués. Ainsi, si nous dormons mal, ces acides ne peuvent être éliminés et ainsi nous nous sentirons fatigués et ne pourrons accomplir tnos tâches personnelles et professionnelles de façon optimale.

Psychologiquement, il y a trois types de personnalité : Visuel, Auditif et Kinesthésique. Les visuels ont tendance à travailler avec la qualité des images, les auditifs avec la qualité des sons et les derniers, avec la qualité du toucher.

Pour les visuels, la lumière pourrait causer une certaine gêne durant le sommeil. Dans ce cas, vous pouvez utiliser un masque pour les yeux comme dans les avions. Concernant les auditifs, ils pourraient utiliser des « Ohropax », des bouchons d'oreilles très efficaces contre les bruits environnants de la journée, de la nuit et des ronflements.

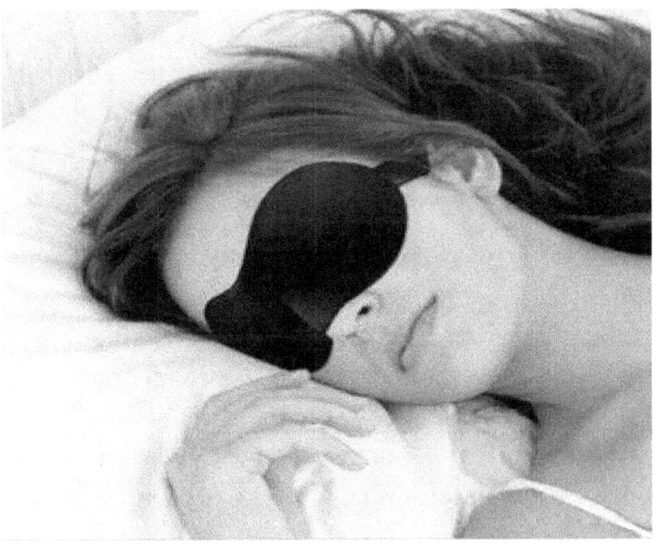

Un manque d'harmonie dans la relation de couple peut aussi causer un niveau de stress élevé, et empêcher ainsi un sommeil réparateur. Pour éliminer le stress lié aux relations de couple, n'hésitez pas à demander conseil à un coach de votre confiance.

Notre psychologie joue un rôle important dans la qualité de notre sommeil. Tout souci au niveau de notre psychologie est source de stress et peut donc dégrader de manière sensible le rôle réparateur de notre sommeil.

Si le stress vous empêche de dormir convenablement, il est conseillé de consulter un coach en développement personnel qui utilise le Conditionnement-Neuro-Associatif (CNA) capable parfois de résoudre ce genre de problème en une seule séance. Vous pouvez aussi demander conseil à l'auteur.

Ce qui devrait être clair cependant est que la prise de somnifères agit sur le corps et traite plutôt les symptômes de l'insomnie que sa cause réelle, qui est de source émotionnelle ou mentale.

Faites confiance à votre corps

Évitez d'utiliser un réveil pour vous réveiller parce qu'il dégrade sensiblement la qualité réparatrice de votre sommeil. Souvent, il est plus important d'avoir un sommeil de bonne qualité avec la durée nécessaire, plutôt qu'un certain nombre d'heures contrôlées par un réveil, mais de moins bonne qualité.

Le plus grand cadeau que vous pouvez vous faire est d'aller au lit assez tôt, de faire confiance à votre corps, de lui laisser le temps de se réveiller naturellement, et bien sûr, sans la sonnerie agaçante d'un réveil.

Certains pensent qu'une érection matinale pour l'homme pourrait signaler un réveil naturel et réparateur.

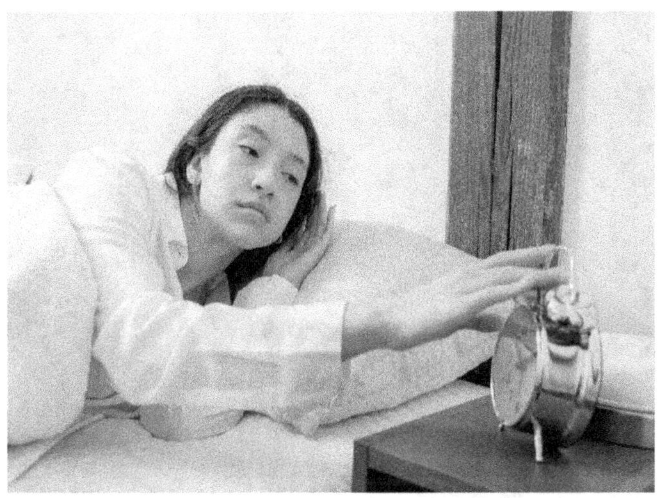

L'auteur a observé un lien de causalité entre le poids de la personne et la durée de son sommeil. Plus on a des kilos en trop, plus on a tendance à dormir, et vice versa.

Faites une sieste

Avez-vous déjà pensé à faire une sieste après le déjeuner ou l'avez-vous déjà faite ? L'auteur considère que c'est un grand luxe de vie de pouvoir se permettre une sieste journalière. C'est plus une question d'organisation que de possibilité.

Pendant la sieste aussi, il est important de faire confiance à votre corps et de lui laisser tout le temps dont il a besoin jusqu'à ce que vous vous réveilliez naturellement, en douceur et en pleine forme.

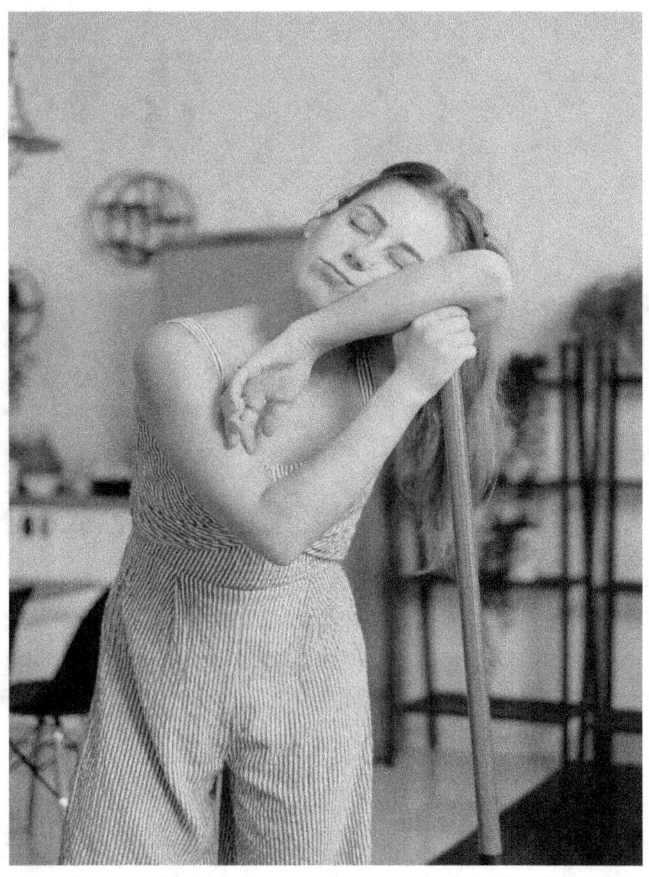

Beaucoup de gens croient être incapables de faire la sieste. Pourquoi ? Certains y associent une forme de fainéantise et d'autres, une forme d'activité immorale.

La notion de fainéantise associée à la sieste semble injustifiable. En effet, le temps que vous passerez à faire la sieste sera très probablement déduit du temps de votre sommeil nocturne. Ce n'est pas en faisant la sieste que vous dormirez plus longtemps au cours des 24 heures de la journée. En revanche, cela a des avantages considérables.

Vous avez probablement entendu les spécialistes dire que la période la plus productive de la journée chez l'homme est le matin. Oui, vous l'avez bien deviné. Cela est dû au fait que vous venez de vous réveiller après un sommeil bien réparateur.

Eh bien, en faisant la sieste, vous créez une deuxième période d'activité aussi productive dans l'après-midi.

Pour ceux qui considèrent la sieste comme une activité immorale, c'est une question de choix et de liberté. Notre corps est le temple de notre esprit.

Des approches dogmatiques ou non prouvées scientifiquement laisseront des séquelles sur notre corps. Ne vous faites pas à vous-même ce que vous ne voudriez pas que d'autres vous le fassent.

Laisseriez vous à d'autres personnes le soin de vous empêcher de dormir ou de vous réveiller par malveillance ? Pensez-vous que faire une bonne sieste ou prendre soin de son corps est un péché mortel ?

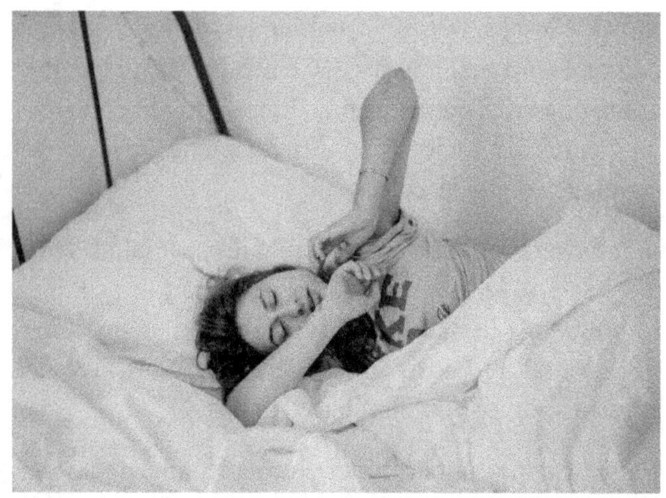

L'auteur considère qu'il est possible d'avoir deux périodes journalières d'activité très productive d'environ 6 à 7 heures chacune, une le matin et une autre après la sieste. Cela suppose bien entendu que vous ayez ou preniez la totale liberté de gérer votre temps.

Pratique : L'auteur n'utilise que très exceptionnellement les sonneries de réveil pour se réveiller. Il s'adonne également à une sieste systématique et quotidienne, bien entendu sans utiliser un réveil.

La durée totale de son sommeil dépasserait rarement les 7 heures, réparties de la façon suivante : environ 4,5 – 5,5 heures la nuit et 1,5 – 2,5 heures pour la sieste. Cela lui permet d'avoir une période productive d'environ 13 heures (6,5 et 6,5), 7 jours sur 7.

Chapitre 4 : Les Aliments

Les aliments sont indispensables à notre corps pour fonctionner normalement. Alors que la respiration, la consommation d'eau et le sommeil sont nécessaires à très court terme, le corps peut puiser dans ses réserves et ainsi fonctionner normalement pendant plusieurs jours sans manger.

Comme vous le savez, les aliments sont généralement décomposés en glucose (sucre), protéines (viande), et lipides (matière grasse) pendant la digestion.

Notre corps utilise, dans l'ordre, d'abord l'alcool, puis les sucres, les protéines, et enfin les lipides.

Après la digestion, les aliments sont conduits dans le système sanguin à travers lequel ils sont transportés vers chacune de nos cellules.

Une fois les aliments digérés par nos cellules, elles éjectent les déchets vers notre intestin et notre système lymphatique, décrit plus tard.

L'objet de ce chapitre n'est pas d'exposer en détail la nature de chaque aliment, mais plutôt de les grouper en catégories qui permettraient une digestion facile, efficace, et rapide.

Les Fruits

Les fruits sont excellents pour notre santé. Ils contiennent beaucoup d'eau et sont faciles à digérer. Pensez surtout à consommer seulement des fruits bien murs. Le meilleur moment pour manger des fruits est le matin après le jogging matinal, mais en tout cas, lorsque l'estomac est vide.

Après avoir mangé un fruit, évitez de manger d'autres aliments pendant au moins une heure. Un mélange de fruits avec d'autres aliments ralentit significativement la digestion du premier.

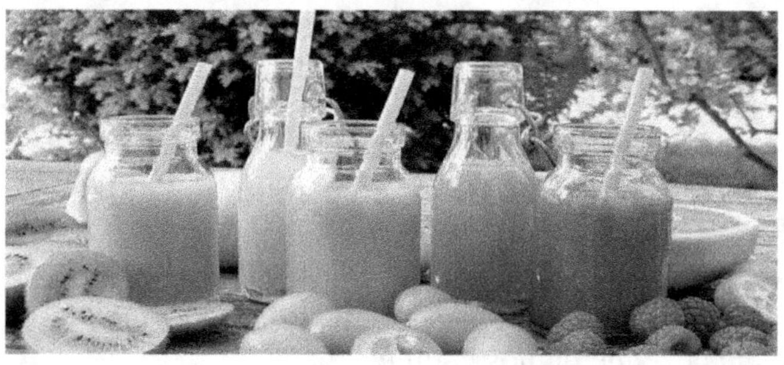

Les fruits contiennent du sucre, donc des calories. Vous pouvez en manger autant que vous voulez, mais restez quand même raisonnable si vous êtes en surpoids.

Les fruits sont excellents pour le transit intestinal et donc très recommandés en cas de constipation. Cela vous évitera ainsi la prise de médicaments superflues ainsi que leurs effets secondaires néfastes pour la santé.

Les Salades

Les salades ne contiennent que peu de calories. Vous pouvez en manger autant que vous voulez et quand vous le voulez. Elles se mélangent bien avec d'autres aliments, sauf avec les fruits. Les salades contiennent beaucoup de fibres, facilitant ainsi le transit intestinal également.

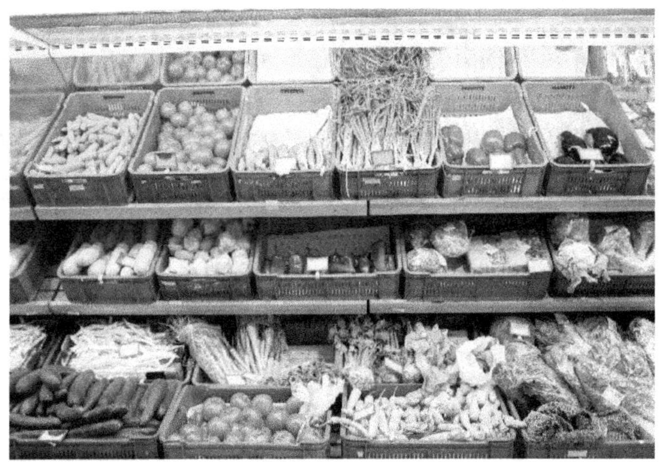

Les Légumes

Les légumes sont des produits végétaux, très bons pour le corps humain, et contiennent des calories. Vous pouvez en manger autant que vous voulez, mais pensez à rester raisonnable si vous êtes en surpoids.

Les légumes se mélangent bien avec d'autres aliments, sauf avec les fruits. Cependant, évitez de mélanger des légumes contenant des glucides comme la pomme de terre ou le riz, avec des protéines.

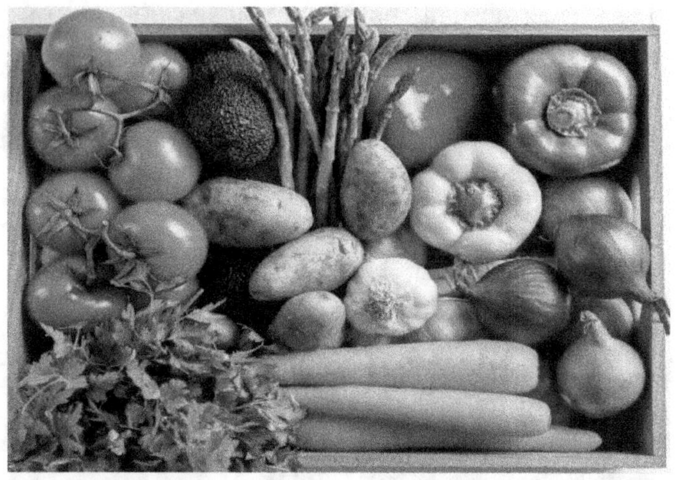

En principe, les fruits, les salades et les légumes pourraient satisfaire tous les besoins nutritionnels de notre corps.

Hydrate de Carbone - Sucres et Glucides

Les hydrates de carbone se transforment en glucides pendant la digestion. Ils sont contenus principalement dans le riz, le blé, les pâtes, les haricots, les graines, les pommes de terre et les fruits.

Un mélange d'hydrate de carbone et de protéines rend la digestion compliquée et serait donc déconseillé. Cependant, vous pouvez le mélanger avec les salades et les légumes.

Les hydrates de carbone contiennent du sucre, donc des calories. Vous devez en manger en quantité raisonnable, surtout si vous êtes en surpoids.

Les Protéines

Il y a deux sortes de protéines, animales et végétales. Les végétariens évitent toute consommation de protéines animales, pour des raisons morales ou sanitaires.

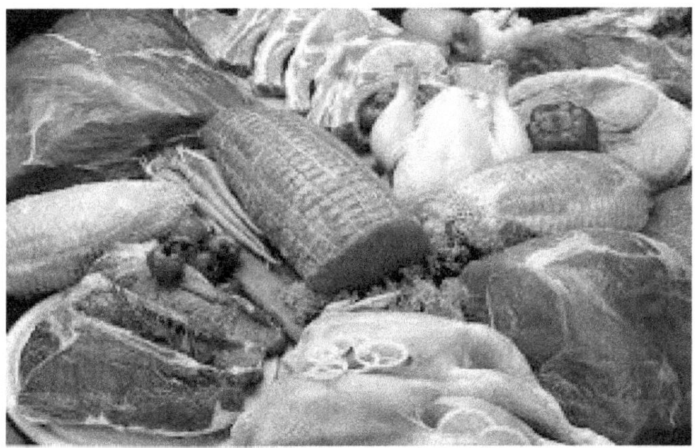

Ce qui est sûr c'est que les protéines animales ne sont pas indispensables pour notre santé. En même temps, la digestion des protéines animales est plutôt compliquée pour notre corps, prend beaucoup de temps et sa digestion exige relativement beaucoup d'énergie.

La consommation des protéines animales produit un déchet - l'acide urique - qui est un poison pour notre corps.

Ainsi, évitez de manger de la viande animale si vous le pouvez. Autrement, limitez sa consommation au maximum à deux ou trois fois par semaine.

Vous aurez probablement remarqué que les plus gros animaux, les éléphants et les baleines, sont végétariens. Ils ont aussi une plus grande espérance de vie, tout comme les tortues.

Si vous mangez plutôt moins à chaque repas, vous mangerez plutôt plus in fine. Comment est-ce possible ? Parce qu'en mangeant moins notre corps se sent mieux et par conséquent, son espérance de vie augmente. Ainsi on aura mangé plus, au cours de notre longue vie.

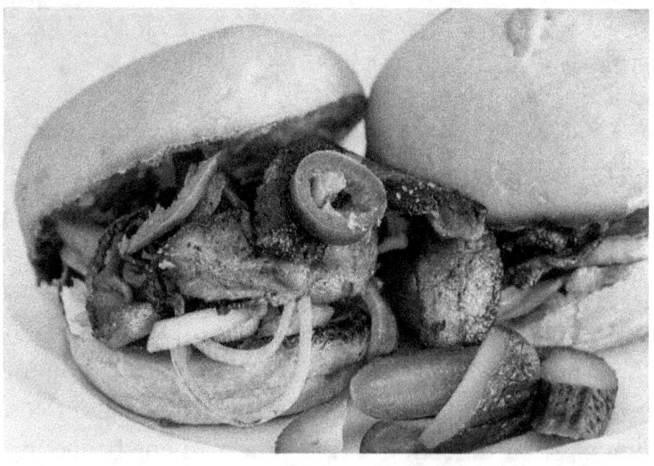

Un mélange des protéines et des hydrates de carbone rend la digestion des deux, plutôt compliquée, et est donc déconseillé. Cependant, vous pouvez les mélanger avec les salades et les légumes.

Les protéines contiennent beaucoup de calories. Il faut donc en manger en quantité raisonnable, surtout si l'on est en surpoids.

Les Lipides

Les lipides sont contenus surtout dans les protéines et dans les graisses animales. Ils contiennent énormément de calories.

Les lipides d'origine animale contiennent aussi du cholestérol dont l'excès dans le corps humain provoque la formation de dépôts à l'intérieur des parois de nos artères et veines sous forme d'amas.

Ceci augmente souvent le risque des maladies cardiovasculaires comme hypertension, arrêt cardiaque ou même AVC.

Nos besoins en lipides pourraient très bien être satisfaits par des lipides d'origine végétale, ce qui rendrait superflue la consommation des protéines et des lipides d'origine animale.

Les chocolats sont des bombes à calories, addictives et néfastes pour notre corps, à éviter à tout prix.

Les lipides peuvent être mélangés avec les hydrates de carbone, les légumes et les salades, mais attention aux calories.

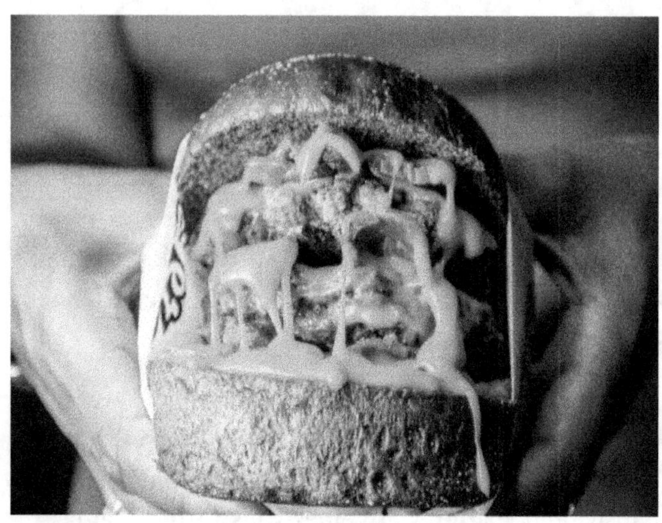

Les lipides sont très riches en calories, donc consommez-en avec modération, surtout si vous souffrez du surpoids.

Les Produits Laitiers

Les produits laitiers sont le lait et ses produits dérivés, comme les fromages et les yaourts. Les produits laitiers sont difficilement digestibles par notre corps parce qu'ils exigent la présence d'enzymes particuliers. Certains Asiatiques ne possèdent pas ces enzymes et, de ce fait, la consommation de produits laitiers les rendrait malades.

La digestion du fromage pourrait nécessiter jusqu'à vingt-quatre heures et exiger beaucoup d'énergie, donc fatiguant pour notre corps.

Ainsi la consommation du lait et des produits laitiers est fortement déconseillée.

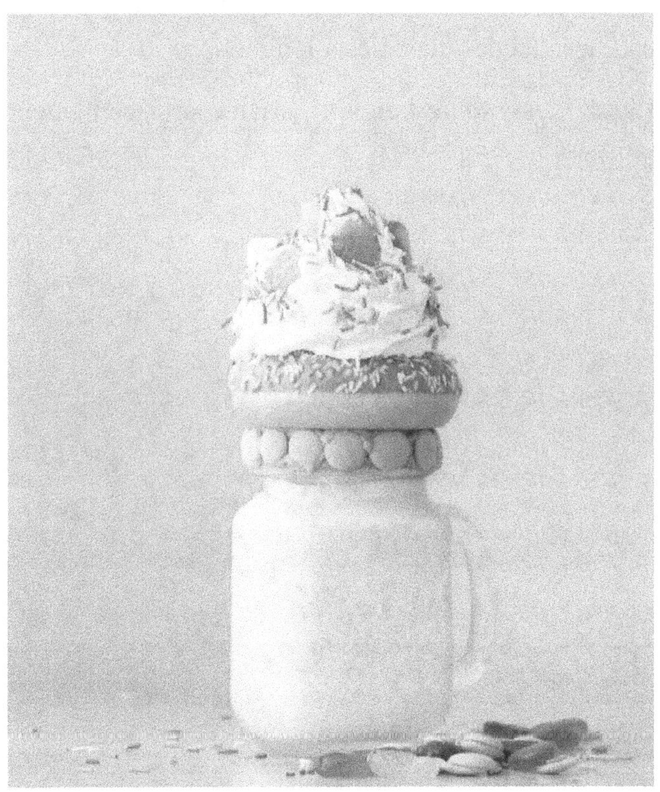

Les produits laitiers contiennent relativement beaucoup de calories. Si vous devez absolument en consommer, faites-le de temps en temps, mais toujours avec modération, surtout en cas de surpoids.

Les Boissons

La meilleure boisson pour notre corps est l'eau naturelle ou celle des fruits. Les liquides fabriqués industriellement contiennent souvent des produits chimiques non assimilables par notre corps. Ils sont donc susceptibles de se déposer dans nos tissus et causer ainsi des maladies à long terme.

Évitez aussi toute boisson enrichie artificiellement en sucre.

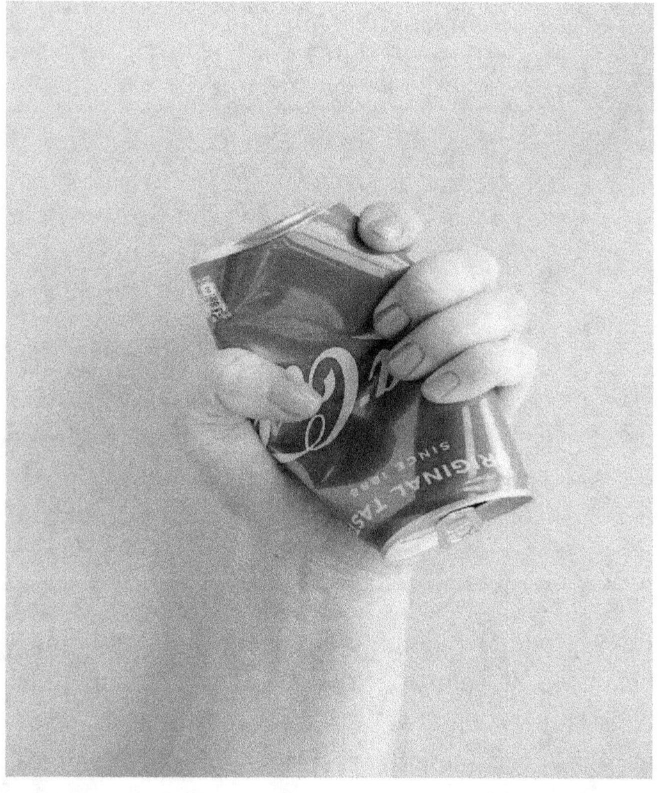

L'alcool est un produit qui crée de l'addiction et dont l'abus cause des dommages sévères à notre corps. Il contient aussi beaucoup de calories. Ainsi, si vous ne pouvez arrêter complètement sa consommation, réduisez-la de façon drastique.

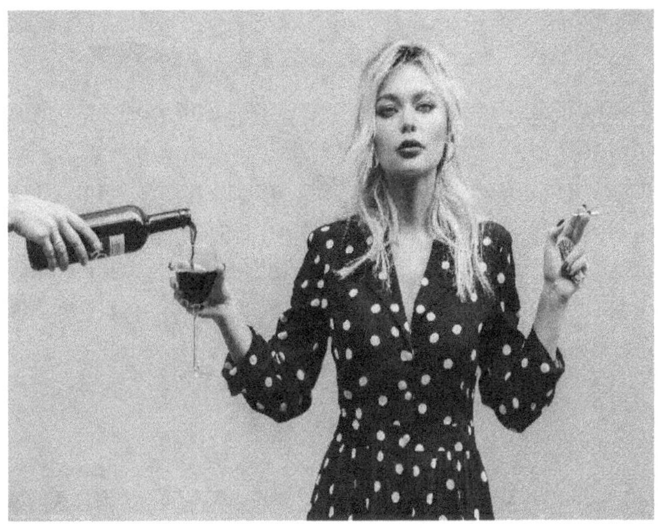

Chapitre 5 : Élimination

Tout ce qui entre dans notre corps doit être assimilé (digéré) ou éliminé. Suite à la respiration et à la digestion des nutriments, le corps humain produit des déchets qui doivent être éliminés vers l'extérieur pour éviter la fatigue, les maladies, et la mort. Nos organes d'élimination sont les poumons, les reins, les intestins, le foie et la peau.

Le CO2

Le Gaz carbonique ou CO2 est un déchet toxique, produit en permanence par nos organes lorsqu'ils génèrent de l'énergie en utilisant les nutriments et l'oxygène. Il est éliminé par les poumons lorsque nous expirons. Une quantité de 100 ml (millilitres) de sang entrant dans les poumons contient 53 ml de CO2 alors que le sang sortant n'en contiendra que 49 ml. Ainsi cette différence de 4 ml est la conséquence de l'élimination du CO2. De même, 100 ml d'air inspiré contiennent 0,03 ml de CO2, la même quantité d'air expiré en contient 5 ml.

Comme déjà évoqué dans le chapitre 1, un taux de 5 % de CO2 dans l'air inspiré, pourrait tuer des organes en très peu de temps.

Comme déjà évoqué dans le chapitre 1, un taux de 5 % de CO2 dans l'air inspiré, pourrait tuer des organes en très peu de temps.

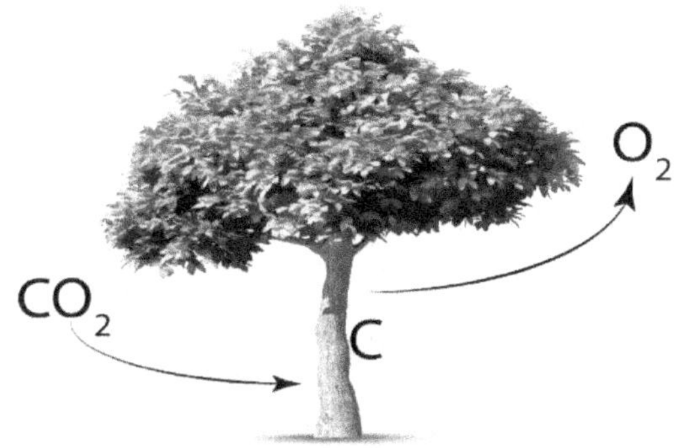

L'élimination de ce poison se fait donc par la respiration. Vous savez déjà qu'une séance de respiration active aidera notre corps à se débarrasser du CO2, mais qu'elle aura aussi un effet positif sur notre système lymphatique.

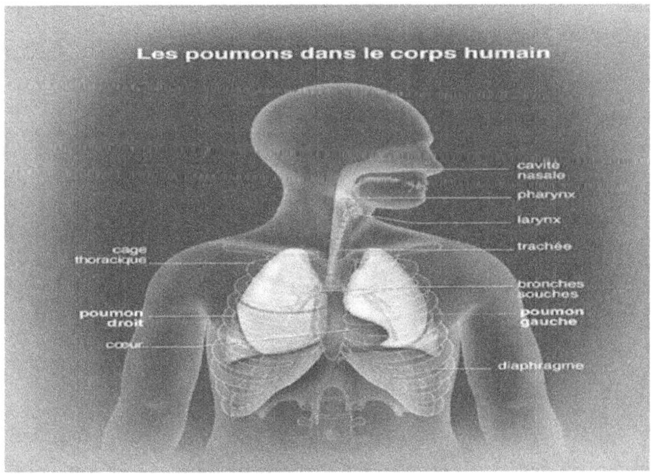

L'Urée

L'urée, l'acide urique ou l'urine est un poison toxique pour notre corps. Nous savons que les cellules de nos organes se renouvèlent en permanence. Ainsi, la production de l'acide urique est entre autres le résultat de la dégradation des cellules mortes de notre corps.

L'acide urique est présent dans le sang humain. Il est éliminé par nos reins. Environ 1 650 litres de sang traversent nos deux reins chaque jour. Ainsi, la totalité de nos 5 litres de sang passe dans nos reins 330 fois par jour.

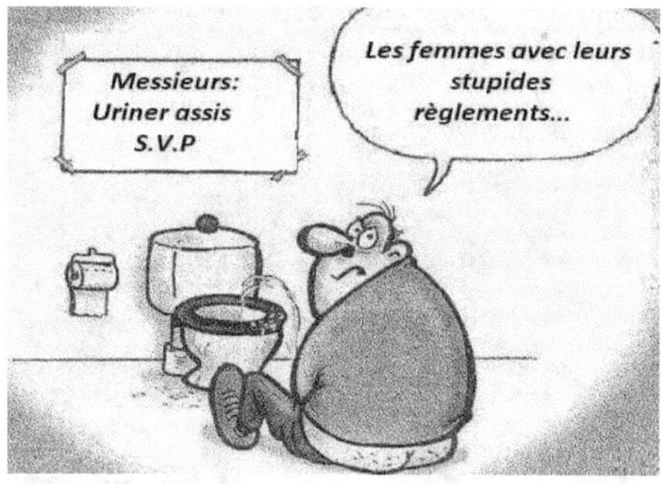

Un adulte rejette quotidiennement environ 1,5 litre d'urine. L'acide urique est ainsi filtré par les reins et évacué vers la vessie alors que le sang continue son chemin dans le système sanguin.

Pour un litre de sang entrant dans les reins, 0,45 g d'acide urique sont évacués vers la vessie. D'autres produits présents dans le sang comme l'eau, les glucides, les protéines et les lipides restent dans le système sanguin. Une vessie pleine peut contenir environ 500 ml d'urine.

Les reins auront des difficultés à filtrer l'acide urique si son niveau de pH baisse en dessous de 4,5, alors que le pH de notre sang est d'environ 7,40. Pour plus de détails sur ce sujet, veuillez-vous référer au chapitre « équilibre acido-basique » de notre corps.

L'acide urique est pratiquement insoluble dans l'eau.

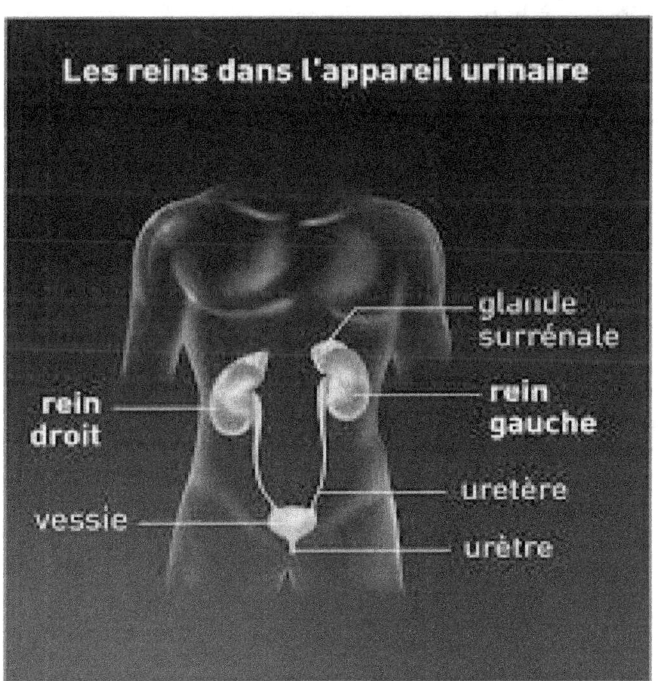

Une augmentation de l'acide urique dans le sang est la cause de certaines maladies répandues dans le monde. En particulier, elle serait la cause de l'hypertension, de diabète du type 2, et de l'obésité.

L'eau est le produit par excellence pour diluer l'acidité de notre corps. C'est pourquoi la consommation d'au moins trois litres d'eau par jour est si fortement conseillée.

Les Selles

Les déchets qui se trouvent dans le tube digestif seront évacués sous forme de selles ou matières fécales, à la fin du tube digestif.

Une alimentation riche en fibres permet aux intestins de jouer correctement son rôle, aussi bien pour l'absorption des nutriments que l'élimination des selles.

Les salades, les fruits et les légumes sont des aliments qui permettent un bon transit intestinal. En cas de constipation, avez-vous pensé à manger des fruits de saison comme le raisin, la poire, la pomme, la mangue, l'orange, la clémentine, etc. ?

Le Foie

Notre foie élimine les toxines exogènes comme les nutriments non digestibles, les médicaments et les drogues.

La Transpiration

La transpiration se fait à travers la peau. L'être humain transpire quotidiennement environ 1 litre de sueur en état normal ou jusqu'à quatre litres en faisant du sport.

La transpiration est le résultat de l'autorégulation de la température de notre corps aux alentours de 37 °C. En faisant du sport ou en allant au sauna, la température du corps augmente et provoque de la sueur afin d'évacuer la chaleur. La sueur contient beaucoup d'eau, des sels minéraux, mais aussi des toxines comme de l'acide urique.

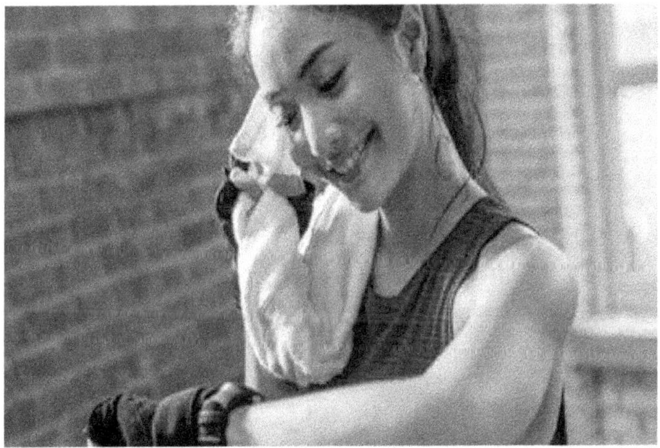

La perte d'eau provoque un état de soif. Pour le prévenir, il serait conseillé de boire de l'eau avant de faire du sport. Et comme la sueur contient des sels minéraux, il est également conseillé de prendre des compléments alimentaires de type antioxydants.

Le Système Lymphatique

Schématiquement parlant, le système lymphatique ressemble à notre système sanguin, mais sans une pompe comme le cœur. Il est présent presque partout dans notre corps.

Un corps humain moyen contient environ huit à dix litres de liquide lymphatique alors que le système sanguin ne contient qu'environ cinq litres de sang.

La lymphe (le liquide lymphatique) est de couleur transparente ou jaunâtre, contient beaucoup de globules blancs (lymphocytes) et constitue l'organe par excellence de notre système immunitaire.

La circulation de la lymphe est unidirectionnelle et traverse les ganglions lymphatiques qui retiennent les microbes au cours de son parcours.

La lymphe joue un rôle nutritif en apportant au sang les graisses absorbées au niveau de l'intestin grêle et un rôle de drainage et d'épuration pour les déchets cellulaires.

En termes de santé dans le sens énergie et vitalité, le système lymphatique joue un rôle essentiel d'élimination des déchets de notre corps. N'ayant pas de pompe, le liquide lymphatique circule très lentement, 2 à 4 litres par jour, alors que le débit sanguin est de 5 litres par minute.

La lymphe circule donc très lentement pour évacuer les déchets et les toxines de notre corps. Son débit dépend en grande partie de notre respiration et de nos activités et mouvements journaliers.

Un corps au repos fait circuler environ 100 ml de lymphe dans le conduit thoracique alors que durant un exercice, ce flux augmente de 10 à 30 fois.

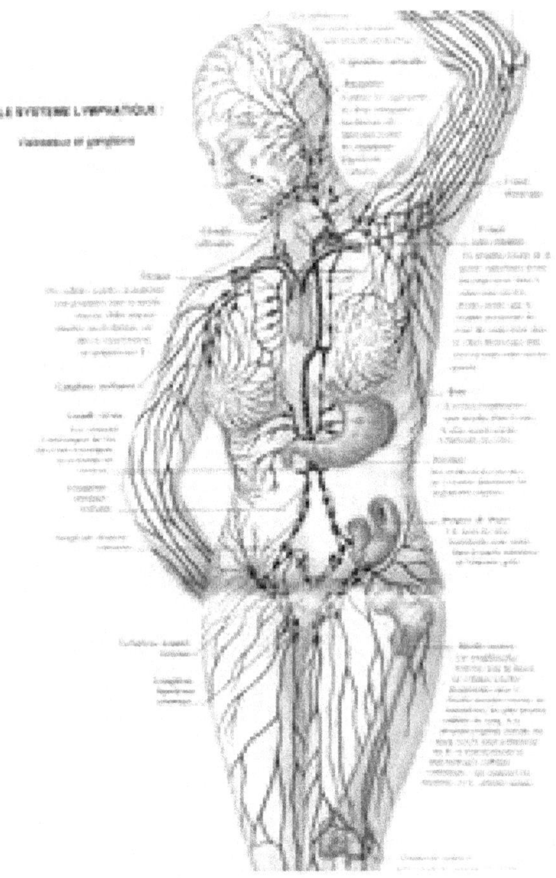

La respiration active augmente cette circulation effectivement. Mais la lymphe joue pleinement son rôle lors des exercices aérobic. Elle permet ainsi à chaque cellule de se débarrasser de ses déchets environnants et de fonctionner dans de bonnes conditions environnementales.

Pratique : Il est indispensable de faire des séances de respiration active, puis des exercices aérobic quotidiennement afin de faire circuler la lymphe et atteindre l'objectif d'un corps plein d'énergie et de vitalité.

Chapitre 6 : Le Système Sanguin

Notre système sanguin est constitué de notre cœur, du sang, des artères et des veines.

Le sang a déjà été évoqué dans les chapitres concernant la respiration et l'élimination. Sa description ici sera donc relativement brève.

Le système sanguin est tout simplement la rivière de la vie. Aussi, la qualité du bien-être humain dépend directement de la qualité de son sang.

Le système sanguin assure à nos cellules l'apport de l'oxygène et des nutriments d'un côté, et l'élimination du CO_2 et de l'acide urique de l'autre.

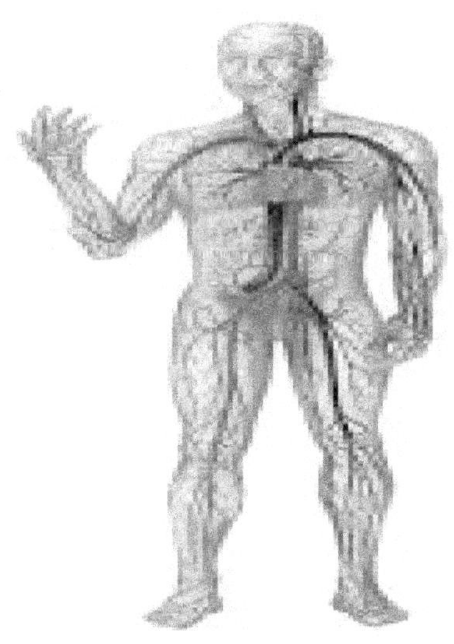

Notre cœur joue un rôle de pompe et propulse le sang vers nos cellules. Le corps d'un adulte contient environ 5 litres de sang et notre cœur bat environ 100 000 fois par jour et pompe ainsi environ 5 litres de sang par minute.

Chapitre 7 : Exercice Aérobic

Entretemps, vous comprenez probablement la nécessité de faire des d'exercices aérobic (apport d'oxygène). Ils sont absolument indispensables pour le nettoyage de notre système lymphatique et l'évacuation des déchets environnants de nos cellules. La qualité de notre système immunitaire en dépend directement.

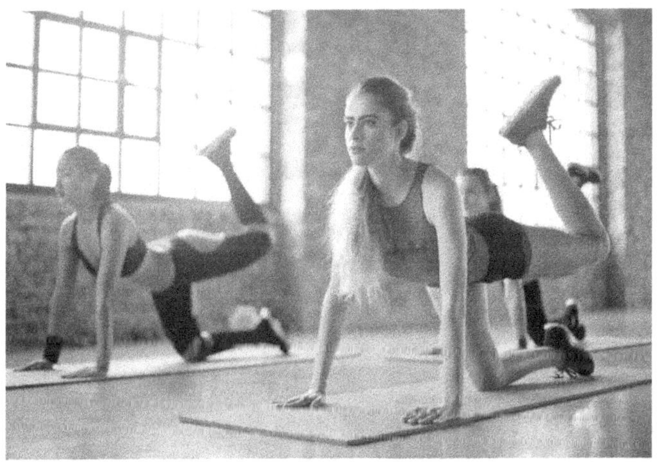

Un exercice d'aérobic consiste à faire monter notre rythme cardiaque à une valeur égale à environ 180 moins notre âge, ce qui est généralement atteint facilement par ces exercices.

Le jogging, la natation, la danse, les jeux de ballon sont tous des exercices aérobic.

En état de repos, notre corps bat environ 60 fois par minute. Le fait de faire progressivement monter ce rythme aux environs d'une valeur, avoisinant 180 moins notre âge, nécessite des répétions régulières de mouvements physiques.

Comme résultat, non seulement notre respiration devient plus intense en inspirant plus d'air, mais elle fait aussi circuler notre lymphe en lui permettant d'évacuer les déchets environnants de nos cellules.

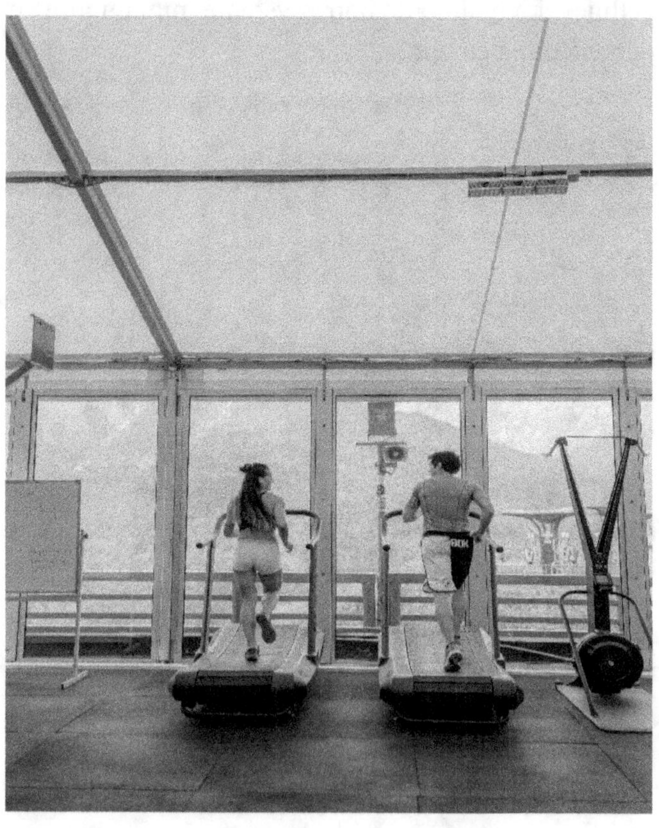

Pratique : Faites des exercices aérobic au minimum 5 fois par semaine, par séances de 40 minutes minimum. Prenez environ 10 minutes pour faire monter votre rythme cardiaque du niveau de repos vers une valeur égale à environ 180 moins votre âge, puis gardez ce rythme pendant au moins 20 minutes, et enfin, faites-le baisser pendant 10 minutes. Cela vous permettra d'avoir moins de courbatures.

Idéalement, chaque séance devrait durer au moins une heure au total, par séquences de 15, 30 et 15 minutes.

Bien entendu, vous pouvez augmenter cette durée si vous voulez perdre plus de poids.

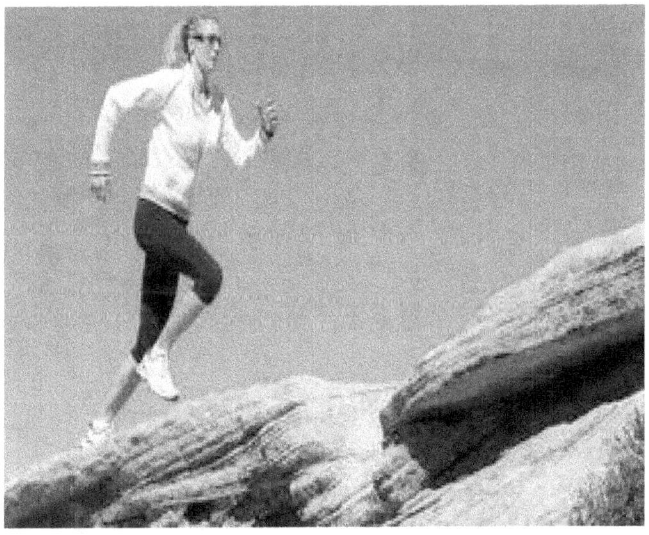

Le meilleur moment pour faire cet exercice quotidien est le matin avant le petit déjeuner, en particulier si vous voulez perdre du poids. Pourquoi ? Parce que comme nous le savons, notre corps brule d'abord l'alcool, et ensuite les glucoses, les protéines et les lipides dans cet ordre de priorité.

Étant à jeun, les nutriments disponibles dans notre sang sont en général déjà consommés durant la nuit. Ainsi, et en faisant l'exercice le matin avant le petit déjeuner, notre système sera obligé de puiser directement dans nos réserves de graisse, ce qui conduira à une perte de poids.

Comme déjà évoqué, nous perdons beaucoup d'eau durant l'exercice. Afin d'éviter la soif, il est conseillé de boire autant d'eau que possible avant l'exercice.

Et comme la transpiration nous fait perdre des sels minéraux, il serait également recommandé de prendre quelques compléments alimentaires antioxydants.

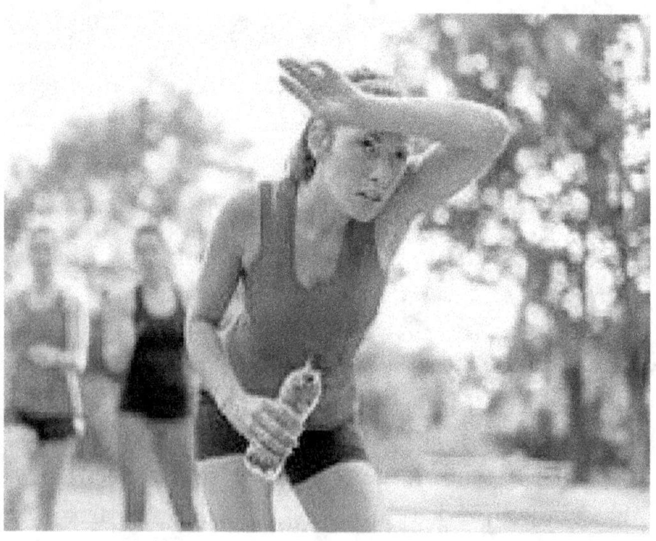

L'auteur a déjà utilisé des cachets d'Erbasit (128 gélules/flacon) pour faire disparaitre à jamais sa migraine vers la fin des années 1990. Bien entendu et après avoir consulté votre pharmacien, vous avez le choix d'utiliser d'autres produits similaires.

Chapitre 8 : Addictions

Comme vous le savez, il y a toute sorte d'addiction, la malbouffe, les boissons sucrées, la cigarette ou le vapotage, l'alcool, et les drogues illégales. L'abus de sel et de vinaigre pourrait également être néfaste pour notre corps à long terme.

La Cigarette, la Cigarette Électronique et le Vapotage

La cigarette est une addiction grave qui endommage entre autres la qualité de nos poumons, et pourrait y causer des cancers.

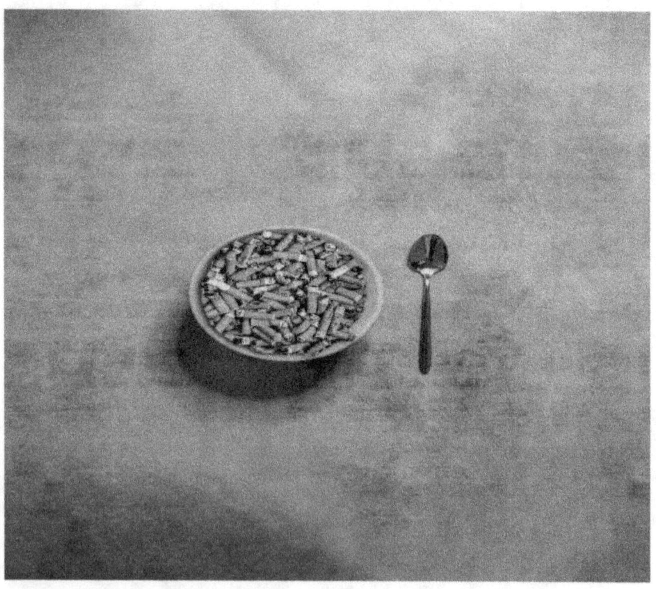

Une addiction est définie par un état émotionnel compulsif et intense à faire quelque chose sans aucune réflexion rationnelle, comme si la personne était en mode « pilotage automatique ».

Les conséquences négatives de la cigarette étant connues de tous, y compris des fumeurs eux-mêmes, nous ne nous y attarderons pas trop.

Les cigarettes électroniques et le vapotage seraient tout aussi dangereux. L'industrie du tabac semble sous pression à cause de la prise de conscience progressive par les citoyens du danger de la consommation de nicotine.

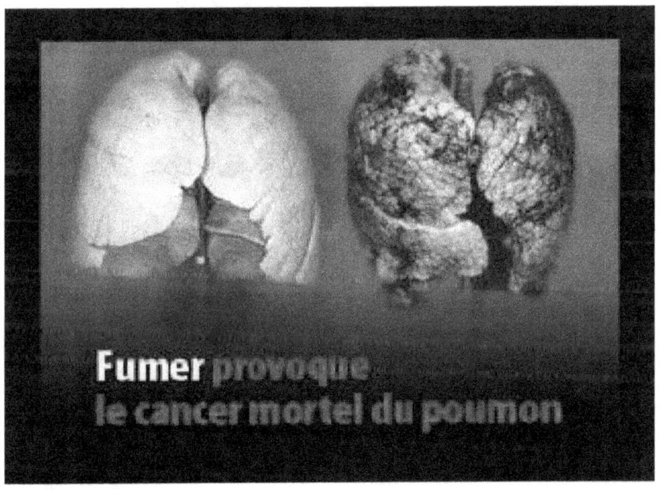

Elle essaie donc de transformer les fumeurs en vapoteurs afin de protéger ses intérêts financiers.

Même le vapotage d'une soi-disant eau aromatisée pour les jeunes est très dangereux. Cela crée un comportement qui plus tard pourrait facilement motiver la personne pour devenir fumeur de cigarettes ou vapoteur de nicotine.

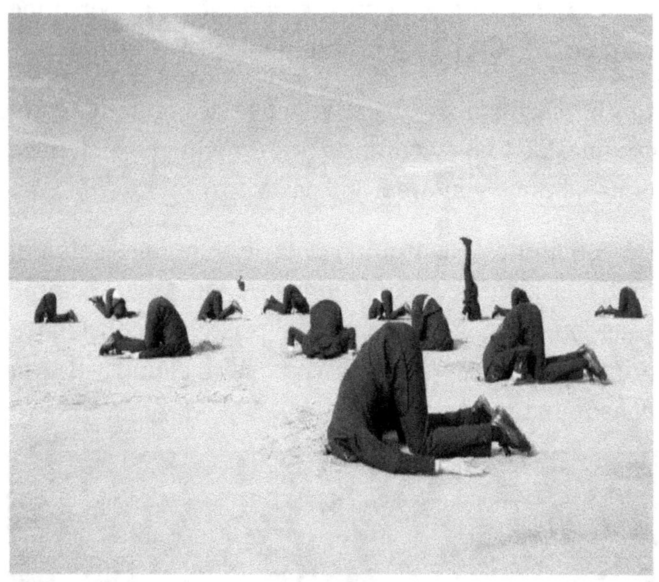

Ce genre de vapotage est agressivement promu par cette industrie, en particulier chez les jeunes et adolescents. Vous pouvez être quasiment sûr que bon nombre d'entre eux deviendront des vapoteurs de nicotine ou fumeurs de cigarettes dans le futur.

Détrompez-vous ! La cigarette ne sent pas bon, n'est pas bonne pour vous, n'est pas bonne pour les autres et n'est pas bonne pour l'environnement. Elle est seulement bonne pour enrichir les industries du tabac et des maladies.

Une conversation rationnelle et logique ne pourra faire changer l'avis d'un fumeur. En revanche, une séance de Conditionnement Neuro Associatif (CNA) pourrait le faire. Elle consisterait à faire associer à un fumeur des douleurs et des peines (émotionnelles) insupportables à son comportement actuel afin qu'il soit enfin prêt à vouloir changer.

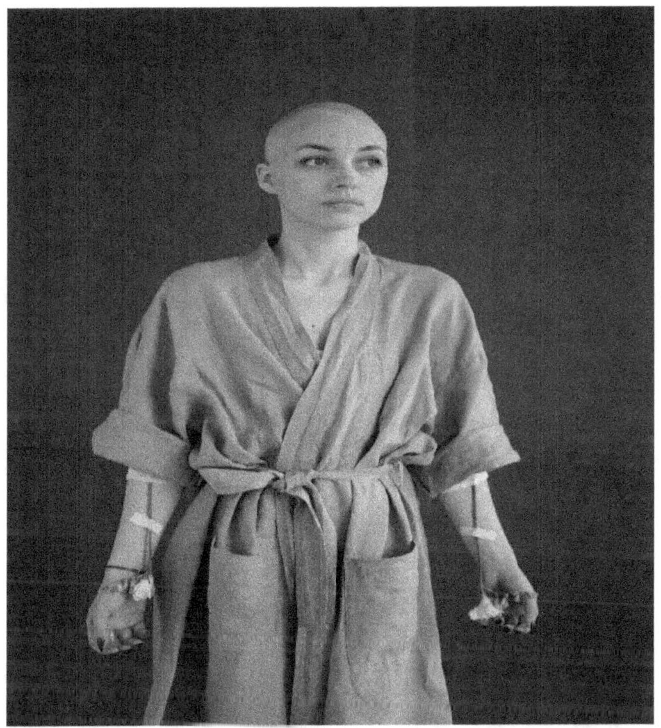

Puis et comme il aura une sensation de perte du plaisir de fumer, il lui faudra substituer ce manque par un comportement qui lui apporterait un plaisir au moins égal à celui de fumer, mais qui sera agréable, bon pour lui, bon pour les autres et bon pour l'environnement à long terme.

Un test à la fin de la séance devrait confirmer ce changement de comportement.

L'Alcool

Une addiction à l'alcool est certainement plus grave que celle liée à la cigarette puisqu'elle peut détruire les organes du corps bien plus rapidement, mais aussi pourrait détruire des familles et rendre la personne inapte à travailler et à contribuer à la société.

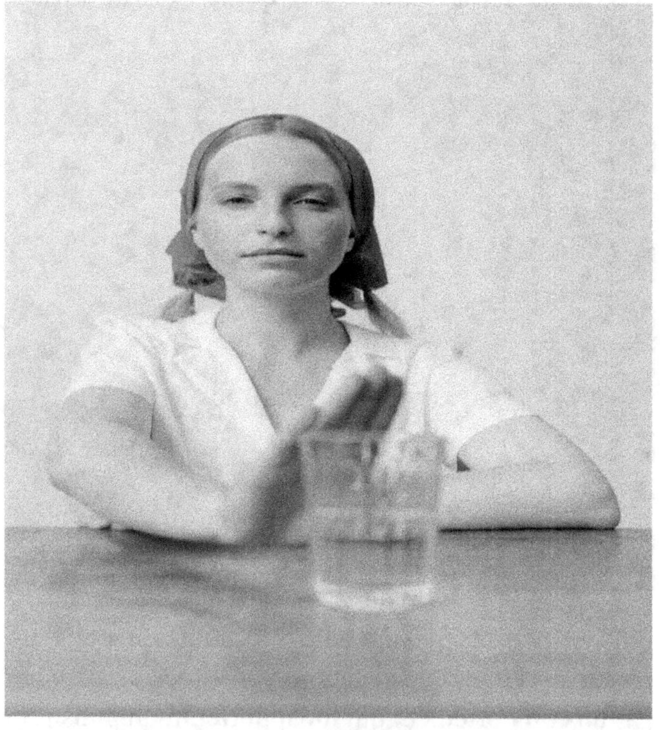

Ici également, les remarques concernant les cigarettes restent valides.

Comme pour la cigarette, la transformation passera par un remplacement du plaisir que la personne associe à son comportement actuel.

Les Drogues Illicites

L'addiction aux drogues illicites a des conséquences encore bien plus graves que l'alcool pour la santé puisque non seulement cela détruit les organes plus rapidement, mais en plus elle reste une activité illégale.

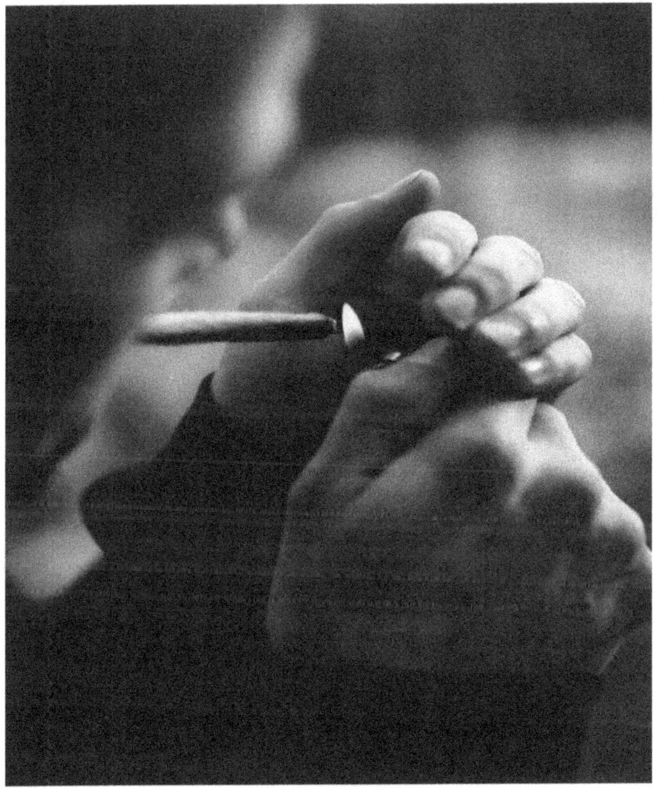

Le traitement de ces drogues nécessite non seulement des séances de CNA, mais probablement aussi un suivi médical en parallèle pour un certain temps.

Chapitre 9 : Équilibre Acidobasique

Avant de décrire l'équilibre acidobasique de notre corps, il est utile d'expliquer la signification du pH.

Il est exprimé sur une échelle de 1 à 14. Les niveaux de 1 à 6 sont acides et ceux de 8 à 14 basiques. Un pH de 7 est neutre. Cela veut dire qu'il y a autant de matière acide que basique dans le liquide. Une baisse du pH de 7 à 6 signale 10 fois plus d'éléments acides que d'éléments basiques.

L'équilibre acidobasique est une fonction du corps humain qui vise à autoréguler le pH du sang à environ 7,40 mais qui pourrait varier entre 7,38 et 7,42. Le niveau est toujours stable et notre sang, légèrement basique.

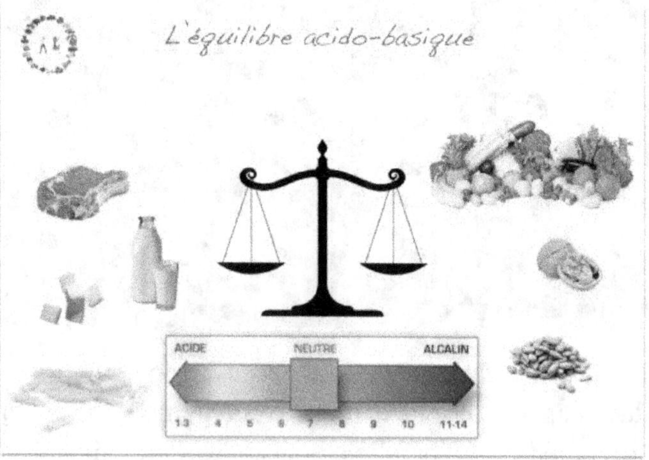

Le corps humain produit régulièrement beaucoup d'acidité dans la journée, mais celle-ci est normalement éliminée lors de notre sommeil.

Les aliments ont aussi tendance à être plutôt acides que basiques. Lorsqu'il y a une abondance d'acidité dans notre corps, elle doit bien entendu être neutralisée. Cela se fait en utilisant les aliments alcalins et les sels minéraux.

Lorsqu'il n'y a pas assez de sels minéraux, le processus de neutralisation puisera dans toutes sortes de tissus comme le cuir chevelu, les os, les dents, etc.

Une sensibilité des dents au chaud et au froid, des maux des os non spécifiés et des maux de tête récurrents, pourraient bien en être les conséquences et les symptômes.

Les globules rouges n'aiment pas le milieu acide. Pour se protéger, ils se mettent ensemble afin de limiter leur exposition à ce milieu hostile. Ils forment ainsi des amas de globules rouges, gros, lents, et ne contenant que peu d'oxygène.

En conséquence, ils ne peuvent pénétrer dans toutes les cellules de notre corps y compris celles de notre cerveau, ce qui leur cause un manque d'oxygène. Voilà la cause de nombreuses douleurs, des maux de tête et des migraines.

La prise d'Aspirine ou de Paracétamol fait en sorte que le sang redevienne temporairement dilué permettant aux globules rouges de se séparer et d'apporter ainsi aux cellules l'oxygène dont elles ont tant besoin.

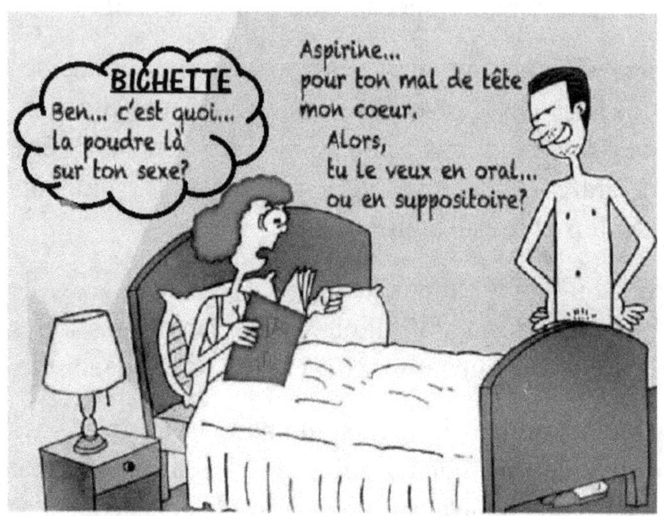

L'alcool étant une boisson très acide, diminue rapidement le pH de notre sang, ce qui entraîne l'état que l'on appelle « la gueule de bois ».

Dans la préface de ce livre, vous avez lu la métaphore du poisson dans l'aquarium. Il serait pertinent de la répéter ici :

« Imaginez un poisson dans un aquarium. Le poisson est malade parce que l'eau de l'aquarium est devenue toxique. Maintenant, vous allez voir un médecin qui dirait « pas de problème, donnez-lui ces médicaments et il devrait aller mieux ».

Ce médecin a mal compris le problème. Il veut donner des médicaments aux poissons, mais il ne dit rien concernant l'eau toxique de l'aquarium, la vraie cause de sa maladie.

Lorsque vous prenez régulièrement du paracétamol ou de l'aspirine, vous traitez le symptôme de votre maladie, tout comme un médecin qui prescrirait des médicaments pour le poisson. La cause pourrait bien nécessiter un changement de vos comportements et un rééquilibrage de l'acidité de votre corps.

Le fait de traiter le symptôme et non la cause est une approche naïve. Un médecin compétent vous dirait « changez d'abord l'eau de l'aquarium, c'est-à-dire, traiter la cause, puis donnez au poisson un cachet juste pour quelques jours afin d'en accélérer le rétablissement ».

Comme déjà évoqué, l'auteur a souffert d'une migraine aigüe pendant des décennies. Pour la traiter, un médecin allemand lui a administré de l'aspirine à hautes doses pendant des années. Bien entendu, la prise d'aspirine soulageait temporairement la douleur, mais dès que l'effet était terminé, il fallait en reprendre et ainsi de suite…

Si un médecin traite votre symptôme, vous serez obligé de prendre des médicaments pendant toute votre vie, mais s'il soigne la cause de votre mal, cela ne devrait prendre que quelques jours, et le problème devrait être réglé une fois pour toutes.

Méditez souvent sur la métaphore du poisson malade dans l'aquarium… Quand l'eau de notre corps est devenue toxique, l'aspirine traitera le symptôme. Et pourtant, c'est bien son eau qui doit être nettoyée.

Hélas, beaucoup de médecins sont aujourd'hui incapables de comprendre cette nuance. Leur éducation médicale canalise leur attention vers des microbes qu'ils ne peuvent trouver dans une eau acide et toxique…

La migraine de l'auteur a été résolue suite à sa participation à un séminaire de bien-être. Après une cure de compléments alimentaires basiques de trois mois par Erbasit (flacon de 128 cachets), l'auteur n'a jamais plus souffert de migraine depuis plus de vingt ans.

Si vous-même ou un de vos proches a des symptômes similaires mal traités depuis longtemps, peut-être qu'un rééquilibrage acidobasique pourrait régler le problème une fois pour toutes.

Chapitre 10 : Des Kilos en Trop, l'Obésité ?

Des kilos en trop, l'obésité ? Voilà un sujet très intéressant. Avant d'entrer dans le vif du sujet, il est important de comprendre que la vraie cause de l'obésité et des kilos en trop n'est pas directement liée à notre comportement de manger des quantités excessives d'aliments calorifiques ou à consommer des boissons sucrées.

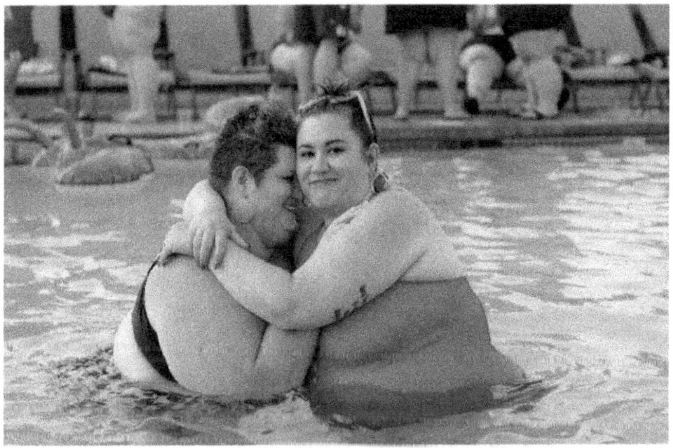

La vraie cause réside plutôt dans l'état émotionnel et le plaisir que l'on associe à ces aliments qui nous font prendre des kilos.

Tout comportement est piloté par une croyance, souvent au niveau du subconscient. Votre croyance par rapport au plaisir que ce comportement vous procure et vos besoins humains qu'il satisfait, est la vraie cause d'une prise de poids.

Maintenant si vous voulez combattre votre comportement, le symptôme, sans traiter la cause, vous feriez exactement la même erreur que le médecin qui donnerait des médicaments au poisson malade de l'aquarium, décrit au chapitre 9.

Pourquoi la majorité des gens qui font des régimes échoue à long terme ? Parce ce que tout simplement ils traitent le symptôme de leur surpoids avec de l'efforts, de la volonté, des sacrifices, et de la privation en mangeant moins. Temporairement, certains pourraient réussir, mais la grande majorité échoue à long terme. La bonne approche consisterait à traiter la vraie cause, qui est bien entendu d'origine émotionnelle.

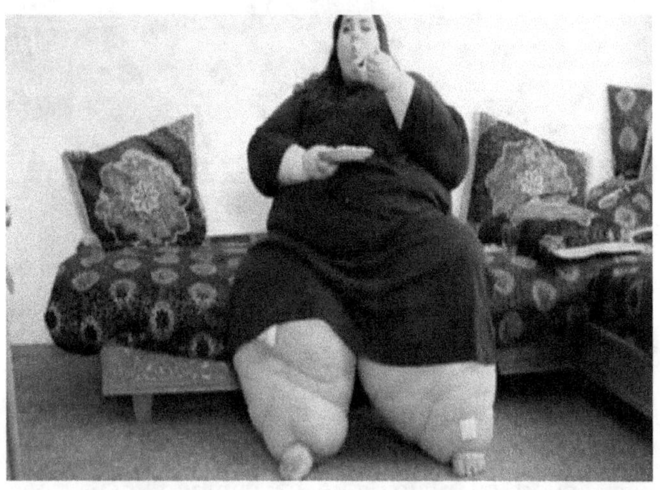

Les statistiques montrent que plus de 95 % des personnes qui font des régimes retrouvent non seulement leur poids d'origine, mais en plus au moins deux kilos de plus au bout de deux ans.

Avez-vous utilisé des produits-miracle en tout genre pour perdre du poids ? Vous trouverez des tonnes de publicités à la télévision ou sur internet vantant les mérites et les succès de leurs produits à travers de belles images « avant » et « après ». Beaucoup vous envoient même des rations gratuites dans le cadre de leurs campagnes de marketing. Détrompez-vous et soyez vigilant !

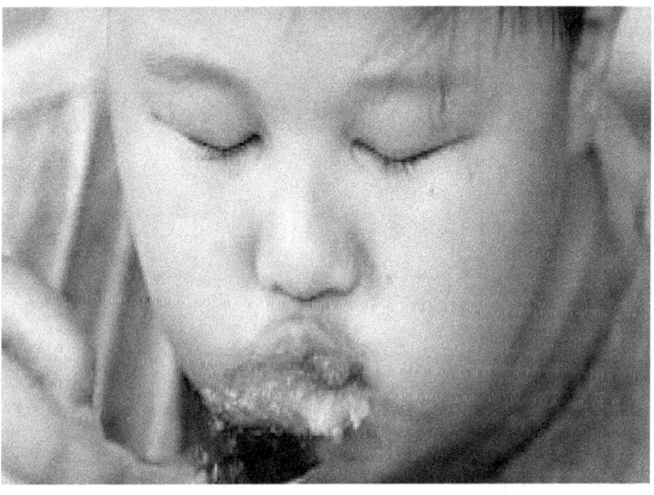

Ces campagnes de publicités « mensongères » déguisées ne disent pas toute la vérité, comme, par exemple, la réponse à la question : « combien de temps votre poids idéal sera-t-il maintenu une fois que vous aurez arrêté le régime ? »

De tels produits peuvent vous faire perdre quelques kilos à court terme, mais très probablement, vous les récupérerez assez rapidement après le régime.

Sauf exception que l'auteur ne connaitrait pas, il y a, dans ce domaine, un nombre impressionnant de charlatans qui cherchent à abuser de notre état de désespérance pour s'enrichir.

Comprenez-le bien. Il n'y a aucun produit miracle sur le marché pour perdre du poids à long terme. Le seul véritable moyen de perdre de poids ou de le maintenir sainement à long terme consisterait à :

> ➢ Traiter la vraie cause, au niveau émotionnel,

> ➢ Brûler chaque jour autant ou plus de calories que vous n'en prenez,

> ➢ Faire régulièrement des exercices aérobic.

Certains pourraient être déçus par ces déclarations, mais il serait grand temps de se réveiller.

L'auteur a observé un lien de causalité entre le poids de la personne et sa durée de sommeil. Plus on a des kilos en trop, plus on a tendance à dormir et vice versa. On peut aussi lire que dormir insuffisamment provoque une surproduction d'hormones de la faim, ce qui nous pousserait à manger davantage.

La qualité de notre santé ne dépend pas de nos performances exceptionnelles de temps en temps, mais bien et surtout des exercices aérobic réguliers et quotidiens à long terme

Au chapitre 5, vous avez lu que le seul moyen d'éliminer les toxines de notre système lymphatique consisterait à faires des séances de respiration active et des exercices aérobic. N'oubliez jamais cette sagesse !

La vie est dans le mouvement, pas dans le repos. Ceux qui sont en repos total et ne bougent plus, se trouvent tous enterrés dans des cimetières.

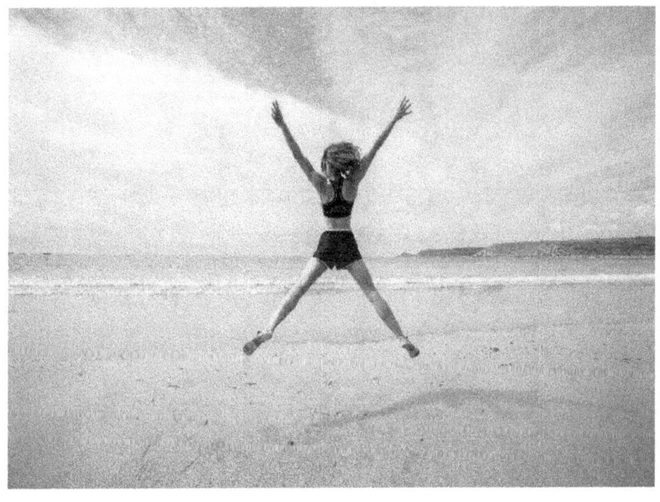

Il est temps de comprendre que les vrais plaisirs de la vie se cachent dans nos activités et nos mouvements et non, allongé sur un canapé en train de regarder des publicités subtilement « mensongères », des nouvelles négatives sensationnelles ou pessimistes en boucle à la

télévision, et en sirotant de la bière et en mangeant des pizzas.

Les vrais plaisirs s'éprouvent en faisant du sport, en bougeant, en dansant, en chantant, en allant au restaurant entre amis, en étant un membre actif de la société, et en apprenant et en contribuant chaque jour de telle sorte que la terre devienne un meilleur endroit grâce à notre passage.

Nos vrais plaisirs résident dans les moments de partage surtout réels, en contact physique, et non en virtuels via les ondes électromagnétiques de nos téléphones et téléviseurs.

Perte de Poids

Cela étant dit, parlons maintenant des aspects techniques de la perte de poids.

Le secret de la perte de poids consiste tout simplement à bruler chaque jour plus de calories qu'on en prend. Vous pouvez le faire de trois façons différentes : en absorbant moins de calories, en brulant plus de calories, ou de préférence, les deux en même temps.

Avant d'entrer dans le vif du sujet, il est essentiel de comprendre le rôle de la psychologie sur le maintien ou la perte de poids.

La Psychologie de Maintien ou de Perte de Poids

Sauf si vous avez déjà une stratégie miracle pour le maintien ou la perte de poids, il vous sera sans doute difficile d'atteindre vos objectifs à longue terme sans l'aide de la psychologie.

Pour atteindre n'importe quel objectif, il est essentiel d'abord (1) d'avoir une stratégie (ou une théorie) claire, puis (2) d'agir et d'appliquer ces connaissances. Certes, la théorie est nécessaire pour atteindre un objectif, mais elle est insuffisante. Ce sont nos actions qui rendront notre théorie potentiellement suffisante pour réussir.

Le Stress

Notre objectif de maintien ou de perte de poids à long terme sera difficile à atteindre si nous associons de la douleur, de la peine ou du stress à son processus.

Qu'est-ce que le stress ? Notre système d'évaluation et d'interprétation par rapport à ce que les évènements veulent dire au niveau de notre subconscient, produit dans notre corps un certain état mental et émotionnel.

Cette interprétation est subjective. Cela veut dire que des personnes différentes interprèteront différemment le même évènement. En conséquence, cela leur provoque des états mentaux et émotionnels différents.

Le stress représente donc un état mental et émotionnel négatif produit par notre système d'interprétation des évènements. Prenons un exemple.

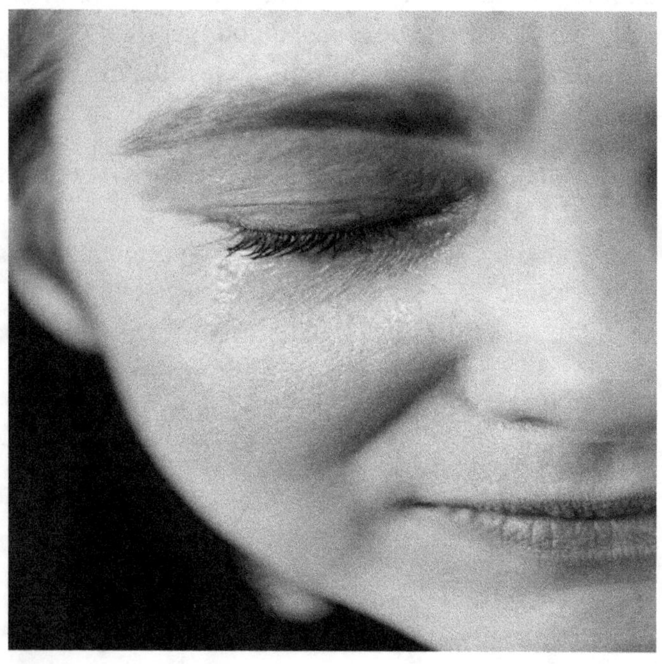

Supposons une mer agitée, avec des vagues géantes. Maintenant, un nageur débutant pourrait interpréter cette situation comme menaçante, périlleuse et imaginer un risque de noyade. Cette personne ressentira donc du stress. Maintenant, imaginons un surfeur compétent qui s'amuserait comme un enfant en surfant joyeusement ces vagues géantes ? Ainsi, le même évènement crée du stress pour l'un, et un grand plaisir pour l'autre, deux expériences complètement opposées.

En fait, l'étiquette que nous collons à une expérience devient notre expérience et notre réalité.

L'objet principal du développement personnel et du coaching est précisément de nous rendre capables **d'interpréter** les évènements librement et à notre guise de telle sorte que l'on puisse se rapprocher de nos objectifs, de nos rêves et de nos missions de vie, avec aisance et joie.

Pour beaucoup, cette capacité de pouvoir choisir l'interprétation qu'on fait des évènements, est la définition même de la liberté.

Maintenant que la définition du stress est claire, il vous sera difficile d'atteindre vos objectifs de poids à long terme si vous associez du stress à ce processus.

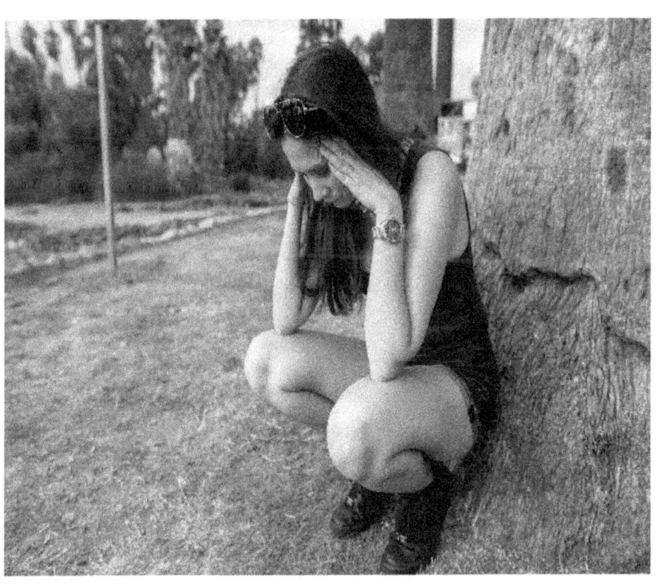

Il vous sera ainsi nécessaire d'associer d'abord beaucoup de douleur au fait de manger trop, et aux kilos en trop, comme la perception du nageur débutant vis-à-vis des vagues géantes. Puis et à l'inverse, il vous faudra associer beaucoup de plaisir et de joie au processus de la perte de poids.

Il vous sera donc nécessaire de vous réjouir à chaque fois que vous sentez la sensation de la faim, puisque cela vous rapprochera de plus en plus de votre objectif.

Encore une fois, vous réussirez à atteindre votre objectif de perte de poids et à le maintenir à long terme seulement si vous arrivez à associer du plaisir au fait d'être mince au niveau profond de votre subconscient.

Gestion des Calories

Vous pouvez regarder sur internet la valeur calorifique des aliments, mais aussi celle brulée par des activités physiques.

En général, un homme a besoin d'environ 2 200 kcal/jour, et une femme, 2 000 kcal.

En plus des activités physiques, liées à nos déplacements et à notre travail, notre corps a besoin de ces calories pour maintenir sa température à 37 °C, pour remplacer les cellules mortes par de nouvelles, pour les activités biologiques de battement du cœur ainsi que les mouvements de nos poumons.

Si une femme consomme chaque jour 2 000 kcal sans faire de sport, en principe son poids resterait stable. En revanche, si elle fait une heure d'exercices aérobic quotidiens, elle brulera environ 700 kcal. Ainsi elle perdra chaque jour un poids d'environ 77 g. La conversion est assez simple : 1 kg de graisse contient environ 9 000 kcal. En divisant 700 par 9 000, on obtient 77 g. Cette personne perdra ainsi 1 kg de poids tous les 13 jours, ou environ 2 kg/mois.

Cependant, cette même personne pourrait aussi réduire sa consommation journalière des calories à 1 500 kcal. Elle brulera ainsi 1 200 kcal/jour, ce qui correspondra à 133 g de graisse. Elle perdra donc environ 1 kg/semaine ou 4 kg/mois.

Pour une perte de poids saine, il ne faudrait surtout pas dépasser les 200 g/jour ou 1,5 kg par semaine.

N'oublions pas que les graisses, entre autres, enrobent aussi les toxines, qui seront libérées dans notre corps au fur et à mesure que la graisse fond.

Ces toxines pourraient aussi être des produits acides. Pour éviter des dommages collatéraux dus à la surabondance des toxines, il est conseillé de prendre des compléments alimentaires sous forme de sels minéraux antioxydants.

Il est également essentiel de boire beaucoup d'eau, bien au-delà des trois litres, afin de faciliter l'évacuation des acides via les reins et la vessie.

Ci-après quelques indications concernant la quantité énergétique de certains aliments et boissons types, pour 1 kg d'aliment ou 1 litre de boisson :

- Lipides :   9 000 kcal
- Protéines :   4 000 kcal
- Glucides :   4 000 kcal
- Bière   500 kcal
- Pepsi   450 kcal
- Coca cola   400 kcal
- Vin rouge   750 kcal

Avec les explications ci-dessus, dorénavant la perte de poids ne devrait plus avoir de secret pour vous.

Aimez-vous vous-même inconditionnellement, et ayez une grande estime de vous-même, et vous verrez que le monde vous sourira !

Respectez aussi votre corps et prenez bien soin de ses besoins afin de croquer la vie à pleines dents.

N'oubliez jamais que c'est bien votre subconscient qui est assis au volant de votre santé physique.

Et enfin, prenez responsabilité pour votre état de santé. C'est bien vous qui avez formé votre silhouette d'aujourd'hui, et c'est seulement vous qui pouvez la changez en prenant une vraie décision.

En tout cas, sachez bien que vous n'êtes pas une victime des autres, et que cet état des choses n'est la faute de personne, seulement de la vôtre…

Chapitre 11 : Une Vieillesse Sous Perfusion ?

Les avancées technologiques dans le domaine médical sont époustouflantes. Les instruments de diagnostics peuvent détecter de minuscules anomalies dans notre corps. Notre ADN est devenu clairement lisible et éditable. Et comme nous l'avons déjà évoqué, la chirurgie fait des miracles.

Dorénavant, on répare ou remplace nos organes presque comme les pièces mécaniques de nos voitures.

Cette avancée technologique permet aussi de garder en vie des personnes pour lesquelles aucune chance de rétablissement et de retour à la vie normale n'est pronostiquée. Ces personnes se trouvent souvent sous perfusion et connectées à des tuyaux et à des câbles. Bon nombre d'entre elles sont incapables de bouger ou de se déplacer, d'autres ne peuvent plus se laver ou aller aux toilettes, le troisième groupe ne peut plus s'alimenter tout seul, le quatrième ne peut plus s'exprimer, et parfois les problèmes se combinent entre eux.

Certaines de ces personnes subissent des souffrances physiques et morales insupportables dans des chambres d'hôpital avec les tracas et l'inconfort que tout le monde peut imaginer. Impuissant, leur entourage vit aussi cette souffrance perpétuelle et sans issue. Certains attendent impatiemment un soulagement, mais qui tarde à venir.

Certains pensent que le droit à la mort ou à la vie devrait devenir une question de choix sans culpabiliser les personnes concernées, sans considérer qu'elles commettent un péché ou un acte illégal.

Cette situation semble nécessiter des décisions courageuses de la part des gouvernements et des politiciens.

Deux causes principales ont conduit nos sociétés vers la situation que nous connaissons : la culture, l'éthique et nos perceptions de la mort et de la vie d'une part, et les intérêts financiers des hôpitaux et du corps médical, de l'autre.

L'Éthique et la Morale

Depuis la nuit des temps, les vraies causes de la vie et de la mort étaient peu connues par manque de connaissances scientifiques. Et notre destin était placé entre les mains de la culture, de la tradition, de la superstition, de la religion ou du Divin.

Avec les récentes révolutions technologiques, cette responsabilité semble se transférer progressivement vers les pouvoirs publics et le corps médical.

Les gouvernements hésitent à prendre des décisions courageuses de peur de brusquer leur électorat conservateur, traditionnel ou religieux. Il serait donc peu probable qu'une avancée vienne de leur part.

Pour la prise d'une décision contre les cigarettes dans les espaces partagés, les gouvernements hésitaient aussi mais la décision libératoire était alors venue de la part de la Commission Européenne.

Serait-ce donc aussi le rôle de cette institution de prendre une décision concernant la définition d'une réglementation pour le droit à la vie et à la mort ?

Dans certains cas, la mort pourrait-elle être considérée comme un soulagement pour le malade et ses proches ? Avec le temps, une décision politique deviendra indispensable, qu'on le veuille ou non…

Le Financement de la Vieillesse Sous Perfusion

Outre la souffrance morale, le maintien de la vieillesse sous perfusion a un certain coût financier.

Non seulement l'espérance de vie augmente de plus en plus, mais aussi de nouveaux progrès scientifiques peuvent prolonger la durée moyenne de la vieillesse sous perfusion de façon significative.

Aujourd'hui, beaucoup d'emplois dépendent de cette activité. Elle est aussi une source financière importante pour les hôpitaux. On peut donc supposer que certains lobbyistes travaillent pour le maintien d'un *statuquo ad aeternam*. Qui sont les victimes financières de cette situation ? Les entreprises et salariés qui cotisent à la Sécurité Sociale et à la caisse de retraite.

Une décision de la part de ces organismes semble également peu probable. En général, ce genre d'organisme, comme les gouvernements, recherche toujours plus de puissance en gérant un budget de plus en plus important. En passant, rappelons bien qu'il gère l'argent des autres, celui des contribuables.

D'ici 2050, la médecine sera probablement capable de garder en vie les personnes sous perfusion virtuellement pour très longtemps. Que se passera-t-il alors ? La croissance économique ne sera probablement plus en mesure de garantir ce genre d'activité parce que le montant de la cotisation d'assurance maladie deviendrait financièrement insupportable pour les entreprises et les salariés.

Plus tôt une décision sera prise, mieux ce sera aussi bien pour abréger la souffrance des malades et leurs proches que pour les contribuables.

À Propos de l'Auteur

Aman Kabir est né à Kaboul, en Afghanistan, est diplômé d'une école d'ingénieur à Paris, en France, et retraité de l'Agence Spatiale Européenne (ESA).

L'ESA est une institution intergouvernementale européenne en charge de la coordination, de la mise en œuvre et des opérations des politiques et activités spatiales en Europe, comme la NASA aux Etats-Unis d'Amérique.

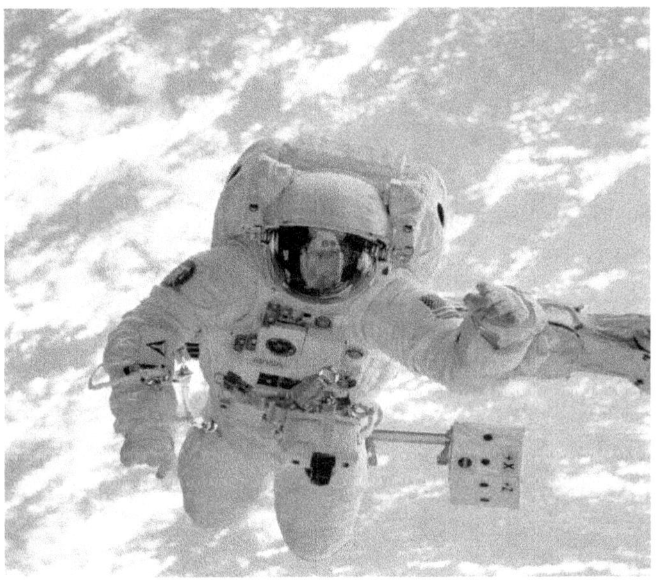

À l'ESA, il était en charge des systèmes de télécommunications pour la surveillance et le contrôle des satellites européens. Il a également été membre de l'équipe de lancement des satellites en Allemagne de 1984 à 1999.

Entre autres, le survol du satellite « Giotto » en 1986, à 548 km de la comète de Halley (l'étoile filante), a été l'un des moments mémorables de sa carrière à l'ESA.

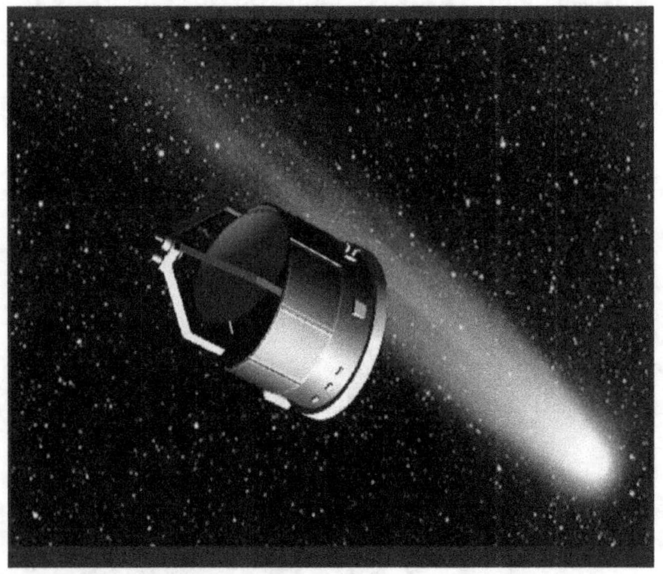

Image : ESA

Après 17 années passées en Allemagne, il est parti à Toulouse, en France, puis à Noordwijk, aux Pays-Bas, pour travailler respectivement sur les projets EGNOS et GALILEO jusqu'à sa retraite.

Galileo est le service européen de positionnement et de navigation par satellite, souvent appelé le GPS européen.

Aman est fier d'avoir eu le privilège de faire partie de ces prestigieux projets européens.

Aman s'est intéressé au coaching dans le domaine du bien-être mental et physique dès 1974. Il a participé à de nombreux séminaires de pointe dans les domaines du management de la santé mentale et physique, de la thérapie de couple, de la relation esprit-corps, de la spiritualité, mais aussi de la gestion d'entreprise, de l'économie, des finances, du marketing et des outils de persuasion et d'influence stratégiques etc.

Entre autres, il a participé à dix reprises au séminaire très pointu « Libérer l'Energie Intérieure » (Unleash the Power Within) d'Anthony Robbins incluant une séance de marche sur le feu, pieds nus naturellement.

Il est aussi diplômé de « l'Université de la Maitrise » (Mastery University) de Tony Robbins à Hawaii, USA, en 1999.

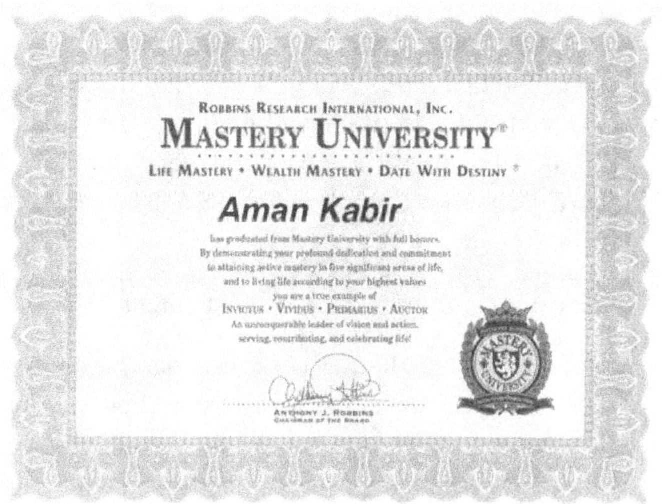

Étalée sur environ un an, cette formation comprend trois modules :

> ➢ « La Maitrise ou Gestion de la Fortune » (Wealth Mastery) : concerne l'Investissement et le Trading des marchés financiers, les actions, l'immobilier, l'or, le Bitcoin etc.

> ➢ « La Maitrise de la Vie » (Life Mastery) : concerne la gestion du bien-être mental et physique, du temps, de la thérapie de couple etc.

> ➢ « Le Rendez-vous avec le Destin » (Date With Destiny) : la découverte de notre mission de vie et l'alignement de nos valeurs, de nos règles et de nos croyances afin de progresser vers notre destin sans trop d'effort et avec joie.

Bien entendu, il a aussi lu de nombreux livres et a écouté pendant des milliers d'heures les meilleurs cours de management en MP3 pour améliorer d'abord la qualité de sa propre vie, puis, celle des autres.

Aman est un entrepreneur, Coach et auteur.

Par ailleurs, persuadé que la plupart des problèmes émotionnels des gens peuvent être traités en une seule séance, il propose la formule « satisfait ou remboursé ». Rappelons encore une fois que la vraie cause des comportements positifs ou négatifs des gens se trouve dans leur psychologie.

Les problèmes de couple sont souvent causés par des malentendus et de la mauvaise communication, fréquemment solubles en une seule séance.

Quand quelqu'un décide de changer de partenaire, la personne emporte avec elle ses problèmes et ainsi reproduit souvent le même schéma, avec le nouveau partenaire. Moralité : ce n'est pas en changeant de partenaire que nous résoudrons la cause de nos problèmes.

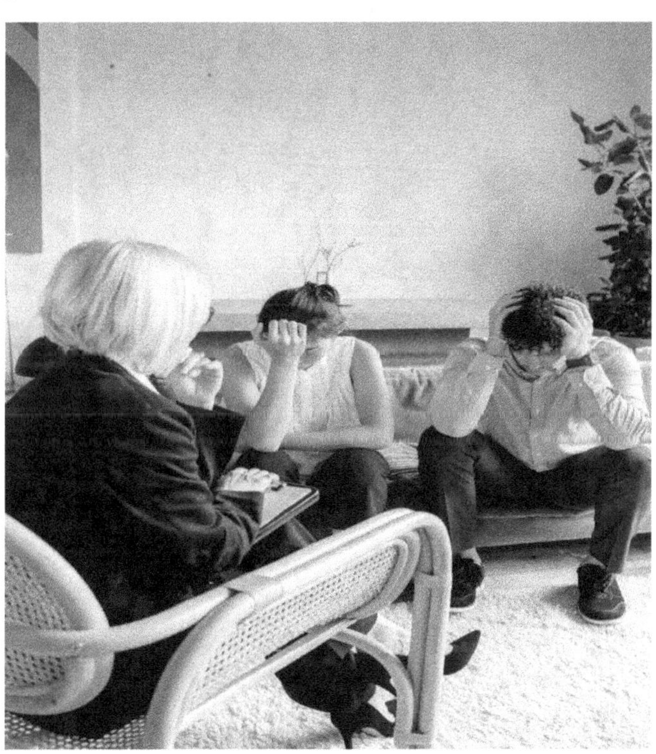

Aman parle le français, l'allemand, l'anglais et le farsi (le persan), tous, comme une langue maternelle.

Aman aime les gens et la vie. L'une des missions de sa vie est de rendre accessibles aux citoyens du monde, les sciences qu'il appelle « Les Profondes Connaissances et Sagesses » à un prix abordable.

Pour vivre une vie spirituellement heureuse, nous devons tous (1) apprendre et grandir et (2) contribuer à notre entourage et communauté chaque jour de notre vie.

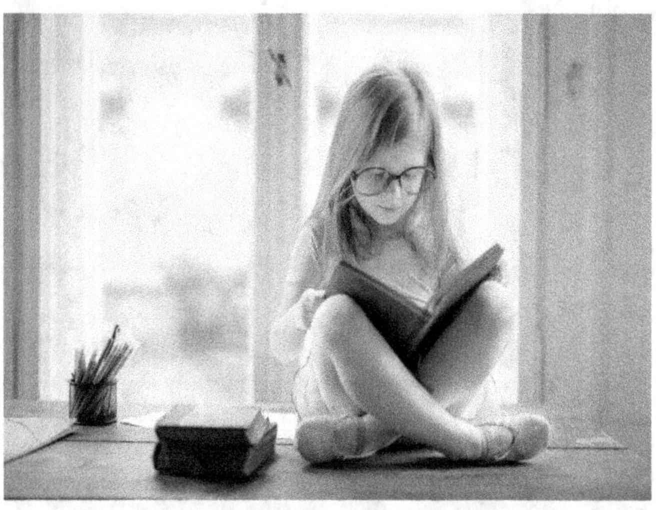

Grandir pourrait signifier apprendre de nouvelles compétences, remplacer un mauvais comportement par un meilleur, améliorer notre amour et notre estime de nous-mêmes, ou découvrir au fond de nous-mêmes le véritable être humain que nous sommes.

L'apprentissage crée l'opportunité de vivre des valeurs nobles de surprise, d'aventure, de spontanéité, de curiosité, d'inspiration, de passion, etc. En plus et surtout, il chasse les sentiments d'ennui et de monotonie. Il nous permet ainsi de grandir et d'élargir notre zone de confort.

L'acte de contribution nous donne l'opportunité de partager les moments magiques de nos vies avec amour et générosité. Un beau sourire à un inconnu, une assistance anonyme à une personne dans le besoin, mais aussi par des technologies innovantes qui pourraient rendre la vie des gens plus facile et agréable, sont quelques exemples de contribution.

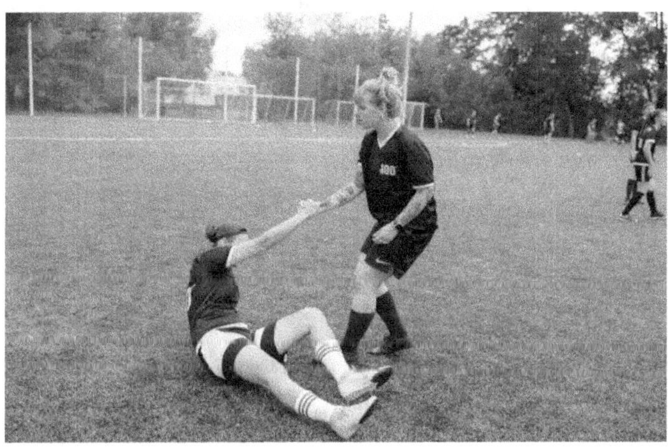

Les souvenirs les plus mémorables de notre vie sont les moments de partage. Vous pouvez alors réaliser que le plaisir et la joie de donner et de partager avec amour et générosité est bien plus intense que celui de prendre et de garder pour soi-même.

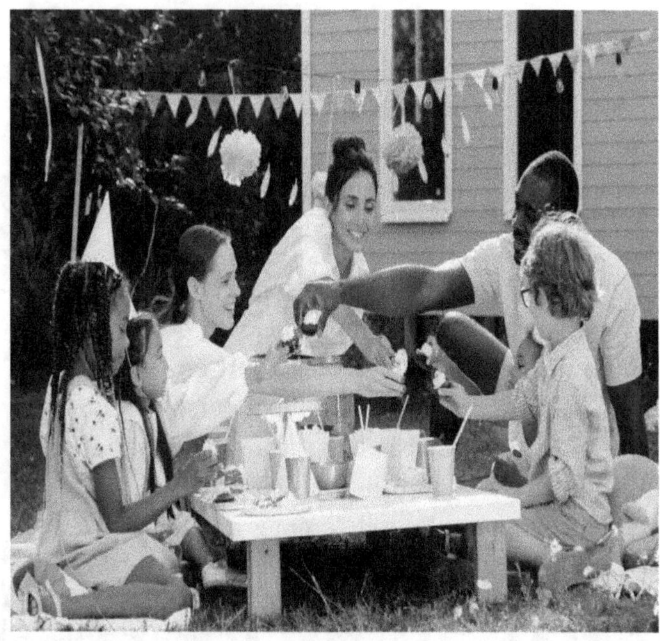

Nous sommes tous sur terre pour vivre les émotions les plus profondes de l'amour et du bonheur. Alors, pourquoi perdre du temps et se contenter d'une vie médiocre quand une grande vie de bonheur est à portée de nos mains ?

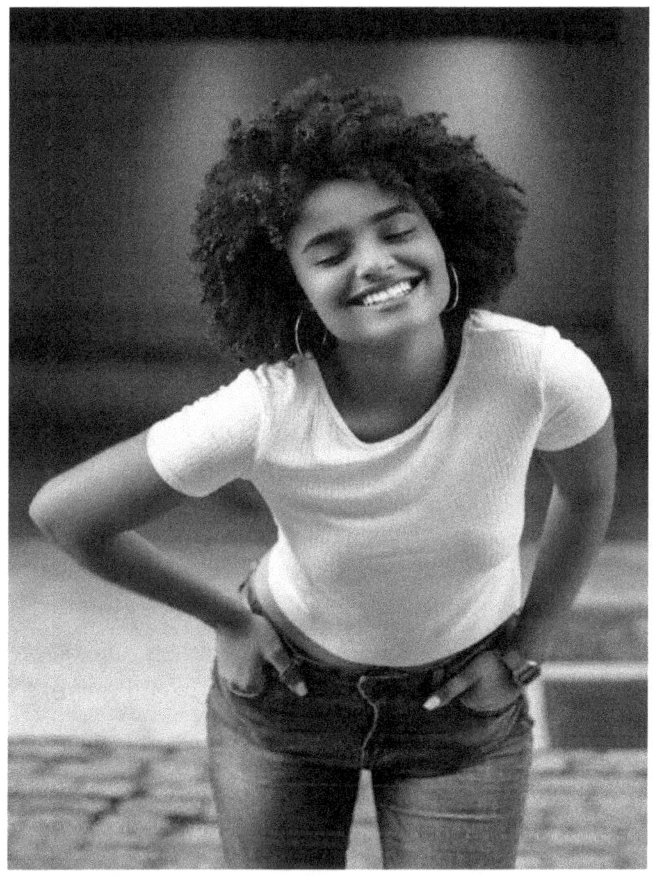

Nous pouvons tous changer notre vie et l'améliorer en prenant une vraie décision. Est-ce qu'aujourd'hui sera le début d'une vie plus heureuse pour vous ?

C'est à vous de prendre la bonne décision, maintenant…

Annonces et Point de Contact

Toutes nos félicitations pour avoir acheté ce livre. En suivant ses conseils, vous pouvez véritablement améliorer la qualité de votre santé physique dans le sens de l'énergie et de la vitalité.

Au cours de votre lecture, vous avez peut-être réalisé que ce livre contient des connaissances profondes.

L'auteur a le projet d'organiser des séminaires de coaching, aussi bien en individuel qu'en groupe dans les domaines de la santé physique, la santé mentale, la thérapie de couple, ainsi que l'investissement et le trading.

Pensez-vous qu'il soit possible de traiter un problème émotionnel ou de couple en une seule séance, avec la formule « satisfait ou remboursé » ? Pourquoi ne pas essayer ?

Si vous êtes intéressé(e), n'hésitez pas à nous contacter en envoyant un mail à :

support@amankabir.com

Le prochain livre sera consacré au mode d'emploi de notre cerveau.

Comment on est devenu celui qu'on est devenu, et pourquoi on ne deviendra pas celui qu'on voudrait devenir, si on ne se change pas ?

L'objet du livre sera donc de décrire très précisément la recette de cuisine pour changer sa psychologie…

Secrets d'Experts en Trading

Le livre « Secrets d'Experts en Trading » est consacré à l'investissement en bourse. Conçu et développé par Aman, il décrit une stratégie révolutionnaire pour prévoir les tendances futures des marchés financiers selon une approche scientifique. Il est disponible sur Amazon.

Ce livre est une bible pour les investisseurs et les tradeurs.

La version anglaise du livre s'intitule « Expert Trading Secrets » est aussi disponible sur Amazon.

Pour accéder à la version PDF en Anglais du livre pour 1 $, cliquez sur le lien suivant :

https://ecil.amankabir.com/storefront

Pour ceux qui seraient intéressés, il existe également un cours en forme de vidéo en anglais, via le même lien.

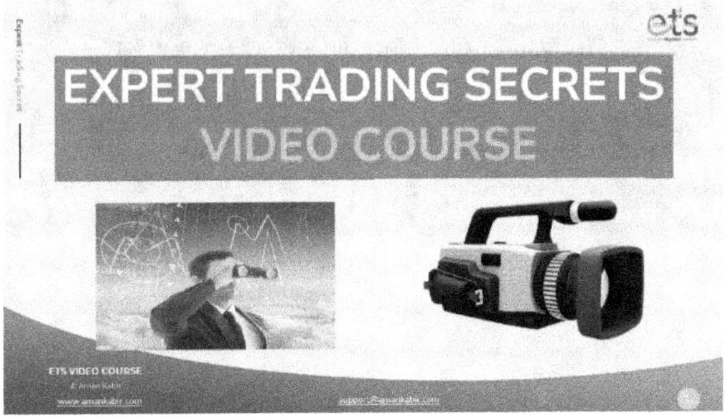

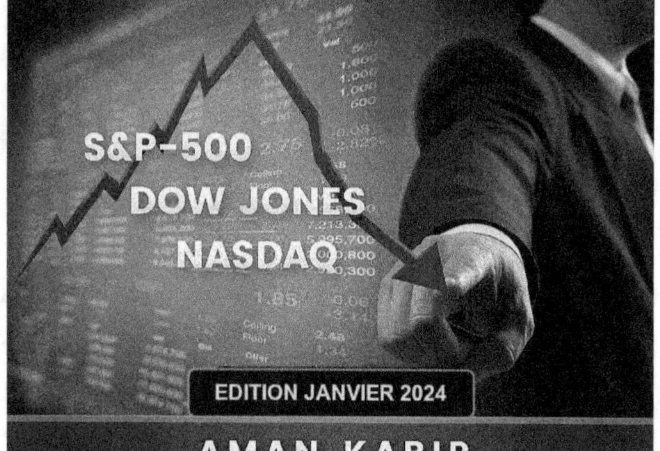
SECRETS
D'EXPERTS
EN TRADING
LE SAINT GRAAL DE LA BOURSE
S&P-500
DOW JONES
NASDAQ
EDITION JANVIER 2024
AMAN KABIR

Un livre simple à lire, amusant et pratique sur le bien-être.

Vous sentez-vous fatigué ou malade ? Soufrez-vous du surpoids ou de l'obésité ?

Par inadvertance, avez-vous fait le plein de gasoil (diesel) dans votre voiture à essence ?

Espérons que non... Hélas, beaucoup font cela chaque jour avec leur corps et après s'étonnent de se sentir fatigués et malades.

Les addictions de malbouffe et de fumer se font par ce que tout simplement, certains y associent beaucoup de plaisir au niveau du subconscient !

Avec beaucoup d'humour, ce livre explique ce dont notre corps a naturellement besoin pour bien fonctionner, de l'oxygène, de l'eau, du sommeil, des aliments sains, l'élimination des toxines, le nettoyage du système lymphatique, l'équilibrage du pH de notre corps, des exercices aérobies (apport d'oxygène) etc.

Notre corps est le temple de notre esprit, respectons-le !

Oui, vous aussi vous pouvez vivre avec plein d'énergie et de vitalité en appliquant les recettes faciles de ce livre!

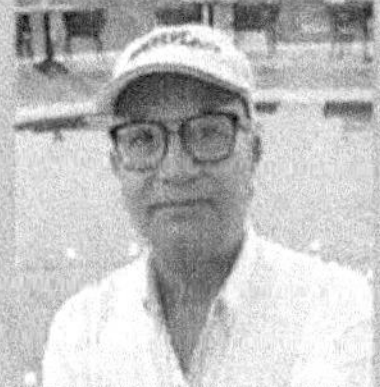

Aman Kabir est un coach en performance de pointe et en développement personnel dans les domaines de la santé physique, de la santé mentale, et de la thérapie de couple, toute en une seule séance, satisfait ou remboursé !

Aman est également diplômé d'une école d'ingénieurs à Paris, France. Sa carrière professionnelle s'est effectuée au sein de l'Agence Spatiale Européenne (ESA). En Allemagne, il était membre de l'équipe de lancement des satellites européens et en France et aux Pays-Bas, membre des équipes des projets Galileo (le GPS Européen) et EGNOS.

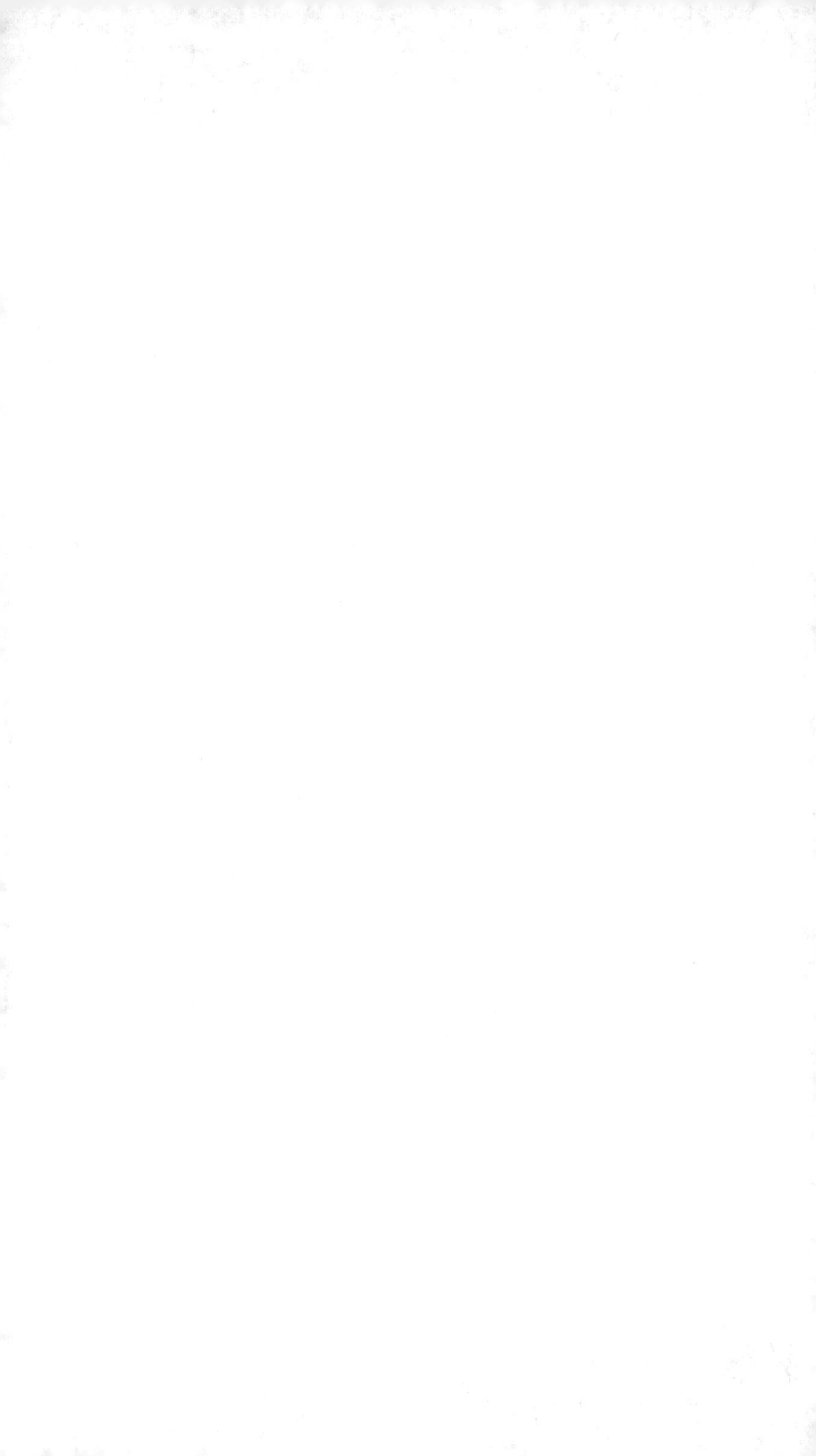